SHODENSHA
SHINSHO

企業は、メンタルヘルスとどう向き合うか

——経営戦略としての産業医

尾林誉史
木下翔太郎
堤 多可弘

祥伝社新書

はじめに――あなたの企業は、こんなに損をしている？

昨今、企業にとって最大の財産ともいうべき従業員の採用・育成に際し、意思決定者たちの間のコンセンサスが欠落し、各プロセスが一人歩きしているような印象が拭《ぬぐ》いきれません。

費用対効果という錦《にしき》の御旗《みはた》の下《もと》に、採用コストの適正化に血眼《ちまなこ》になる人事担当者。

心理的安全性という魔物《まもの》に取り憑《つ》かれ、労務コストの算出に迷走する労務担当者。

俗人的な経営センスに基《もと》づき、両コストのバランスを肌感覚で判断する経営者。

それぞれがバラバラに、それぞれの最適解《かい》を導こうとしているわけですから、全体最適に至らないことのほうが多いのは、必然といえるかもしれません。

私は、彼らが共通の目標として掲《かか》げるべき事項として、〝メンタルヘルス〟の問題が重要であると考えます。

企業におけるメンタルヘルス問題は、うつ病に代表される気分障害、パニック障害や社交不安障害などの不安障害に加え、ＡＤＨＤ（注意欠如・多動症）やＡＳＤ（自閉スペクトラム症、アスペルガー症候群）などの発達障害の顕在化とも相俟《あいま》って多様化しています。

これらの問題を放置することで企業が被《こうむ》る損失は、生産性の低下のみならず、従業員の不幸な離職がもたらす風評被害、さらには、市場に見捨てられることで生《しょう》じる株価の下落など、その影響は、どれ一つとして無視することのできない、きわめて甚大なものばかりです。

企業経営と従業員のメンタルヘルスの維持・増進の問題は、もはや主従の関係に無いことは言うまでもなく、同等もしくはそれに等しい、きわめて重要なテーマなのです。

私は、産業医としてスタートアップ企業から数万人程度の企業まで、幅広い産業医業務を経験してきました。

これらの経験から強く感じたことは、経営者のメンタルヘルスに対する意識の高さが、その企業のメンタルヘルスの質を規定しているという、しごく当たり前の事実です。

しかしながら、このことが愚直に体現され、文化として根づいている企業は、どんなに控《ひか》えめに申し上げても、ほんの一握りにも満たないのが実情ではないでしょうか。

終身雇用の大前提が崩壊しつつある現代において、採用した従業員が生涯その企業にとどまると仮定するのは、難しくなりつつあります。

しかし、それでもなお、従業員の離職率の上昇を可能な限り緩《ゆる》やかにすることは、企業が率先して取り組むべき命題だと、私は考えます。

なぜならそれは、企業と従業員の良好な関係を示す、大きな指標になりうるからです。

では、その離職率の傾《かたむ》きを緩やかにする因子は何でしょうか？

それは第一に、先ほど述べた経営者のメンタルヘルスに対する意識。そして、それを受けた企業が、従業員に対して積極的に投資するメンタルコストに他なりません。


採用コストの概念は理解されても、こうした問題を予防・解決するためのメンタルコストの重要性については、なかなか理解がないのが現状です。

しかし、冷静に考えてみれば、ある従業員を採用するために必要な経済的負担は厳密に検討されるにもかかわらず、その従業員が辞めてしまう経済的損失が顧《かえり》みられないというのは、何とも奇妙な現象です。

それはあたかも、欲しいものを手に入れる際に、ありとあらゆる情報や手段を駆使《くし》するにもかかわらず、それを手にした瞬間に、それに対する興味を一切失ってしまっている状態に似ています。

どんなに優秀で、魅力的な従業員を採用できたとしても、その能力が正しく、持続的に発揮されないことには、何の意味もありません。

冒頭の話に立ち戻りましょう。

現代の意思決定者たちは、メンタルヘルス問題の存在を踏まえた上で、企業経営を行なっていく必要があります。

人事担当者は、メンタルコストも織《お》り込んだ、より高い次元の採用コストを試算する。

労務担当者は、メンタル不調者の対応に追われるのではなく、未然に防ぐための積極的な施策に思いを馳《は》せる。

経営者は、従業員のメンタルヘルスに、高い意識を持ち、深い敬意を払う。

これら意思決定者が同じ方向を向いた施策を進めることにより、従業員の働く気力や意欲が涵養《かんよう》され、しなやかなメンタルを宿《やど》した従業員によって、文字通り健全な企業活動が実現されるのです。

目に見えないものが企業経営を左右する時代に、眼前のメンタルヘルス問題を放置するのはナンセンスです。

本書は、企業がメンタルヘルス問題に取り組む上で必要な前提知識から、現場で使えるツールや裏技まで、幅広くカバーした内容となっています。

また、健康経営を実現するための方策や健康投資の具体例、「健康投資管理会計」を始めとする最新の行政の動向など、経営戦略を立案する上で有用な情報についても、紹介していきます。

健康経営、および健康投資を考える上でのヒントがちりばめられた本書を読み解《と》きながら、他社の一歩先を行く企業経営の実現と共に、この「メンタル時代」を生き抜く、読者の方々自身の、一歩進んだ視野の獲得に資《し》することができれば、それ以上の喜びはありません。

令和2年5月吉日

尾林誉史《おばやしたかふみ》

目次

第2章　具体的な事例と対応策

第3章　健康経営の重要性

第4章　メンタルヘルス問題の予防と対応のためのエッセンス

第5章　経営戦略としての健康投資

第1章

メンタルヘルス問題の動向

メンタル疾患《しっかん》は増えているのか

近年、社会や企業の中でメンタルヘルスへの関心がひじょうに高まっています。「心の健康」に関する情報が増え、うつ病を始めとするメンタル疾患などの認知度もひじょうに高まっていると思われます。

さらに、「ポジティブ・メンタルヘルス」などの、「よりよい方向への誘導」という内容も注目されるようになっており、「マインドフルネス」や「レジリエンス」などのキーワードもビジネス誌などで見かけるようになっています。

メンタルヘルスに関《かか》わる書籍も次々新刊が出ており、セミナーや教室もたくさん開かれるようになりました。

こうした背景には、メンタル疾患を自覚する人の増加があります。精神疾患により病院を受診する患者は平成14年の258・4万人から、平成29年には419・3万人と、年々増加しています。中でも、うつ病などが含まれる「気分［感情］障害」に該当する患者数は平成14年の71・1万人から平成29年の127・6万人と、ここ十数年で2倍近くに増加しています（次ページ・図1）。

また、企業に関連することとして、労働災害に関する請求のうち精神疾患に関する請求件数も、平成26年度の1456件から、平成30年度の1820件と、年々増加を見せています。これらのすべてが実際に労災として認定されるわけではありませんが、請求が行なわれているということは、背後には何らかのトラブルがあると考えられ、企業側はそうした事案への対応を求められていることになります。

右記のデータなどからだけでは、うつ病などのメンタル疾患が本当に増えているのか、それとも、メンタルヘルスやうつ病などの概念の普及や、「心のかぜ」や「新型うつ」などのキーワード化が進んだことにより、受診のハードルが下がったことで表面化しただけなのかは、結論を出すことはできません。

しかし、確実に言えることとしては、企業に対してもメンタル疾患を始めとするメンタルヘルスへのケアが年々求められるようになり、その流れは続くだろう、という

図1 精神疾患を有する総患者数の推移(疾病別内訳)

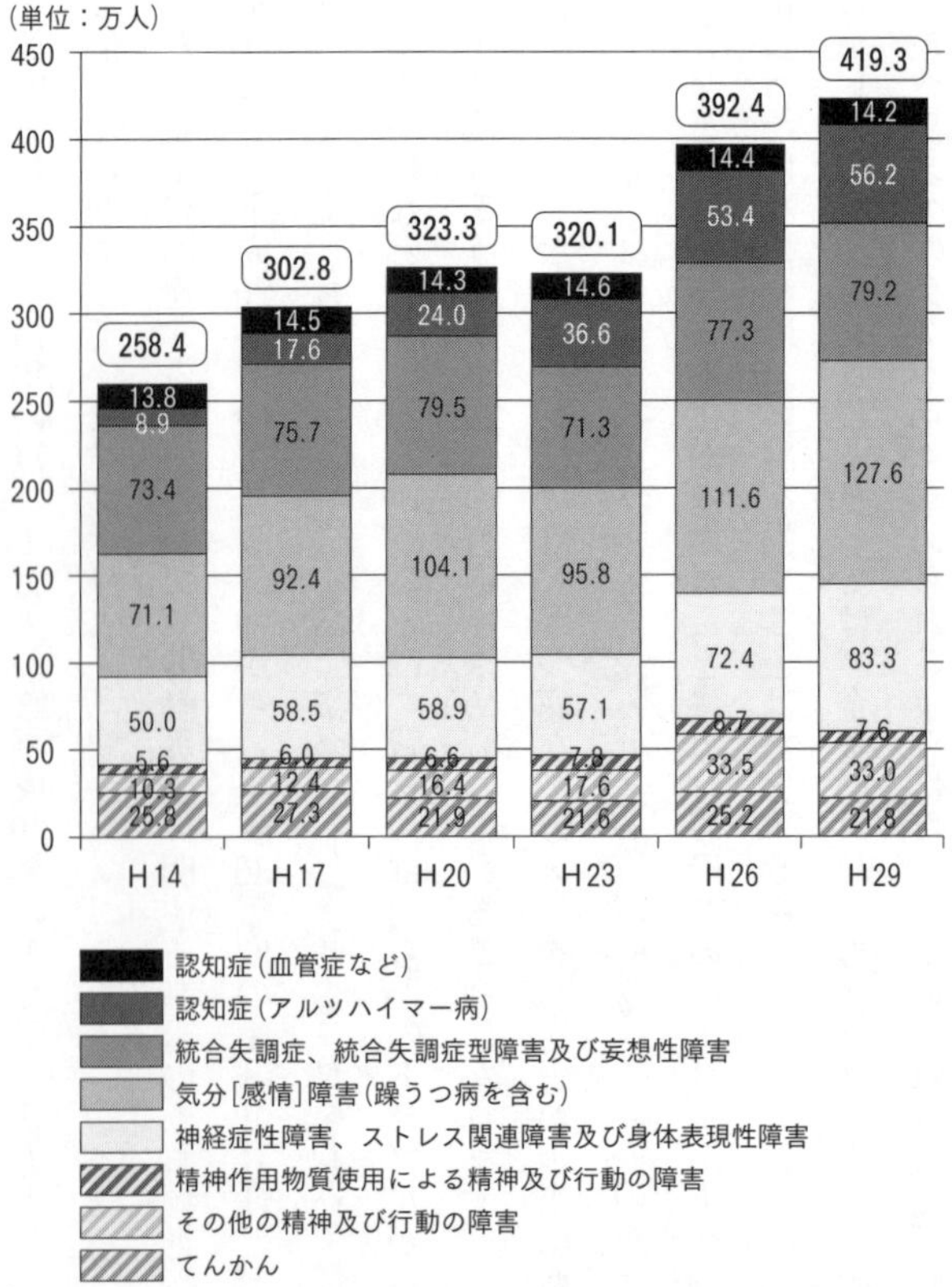

※H23年の調査では宮城県の一部と福島県を除いている

資料：厚生労働省「患者調査」より
厚生労働省障害保健福祉部で作成

ことです。

企業におけるメンタルヘルスへの関心の高まり

具体的に企業に求められているメンタルヘルスへのケアなどは、以下のようなものが挙《あ》げられます。なお、相談先の確保や、ストレスチェック後の集団分析の実施と活用などは、第13次労働災害防止計画においても、数値目標が定められるなど、重点事項とされています。

・相談先の確保
・ストレスチェックの実施・面談
・ストレスチェック後の集団分析の実施と活用
・セルフケア・ラインケアなど４つのケア
・職場復帰支援

・障害者雇用促進
・合理的配慮

こうした動きを受けて、企業におけるメンタルヘルス研修やセルフケア研修などが、盛んに行なわれるようになっています。企業によっては、よりよいメンタルヘルスを手に入れるべく、ヨガやマインドフルネスなどを社内研修などに取り入れる会社も出てきているほどです。

実際に私たちが産業医として働く中でも、メンタルヘルス対応の必要性は強くなっていると感じられることが増えています。

経営層や人事労務担当者の方からは、昔よりもメンタル疾患関連の診断書が提出されることが増えたと聞きますし、メンタル不調の従業員への配慮について悩んでいるという相談もよく耳にします。

このように、メンタルヘルスへの関心の高まりが、企業にその対応を迫っているのが現状です。

また、比較的新しく有名になった言葉として、発達障害というものがあります。最近では、テレビや雑誌などでも特集が組まれているのを、よく目にするようになりました。発達障害とは、個別の疾患名ではなくＡＳＤ（自閉スペクトラム症）やＡＤＨＤ（注意欠陥・多動症）など、生まれついての特性により社会生活上に困難をもたらす疾患の総称です。

これらの障害を有する従業員は、他の人と比べて、業務の遂行や職場内の人間関係をうまく築けないなどで「生きづらさ」を抱《かか》えやすく、そのストレスが契機となって別の精神疾患に至ってしまうこともあります。ちなみにアスペルガー症候群というものは、現在広く用いられている診断基準の中では、自閉スペクトラム症に含まれます。

社会で注目されるにしたがって、企業の現場でも、発達障害が意識されるようになりました。産業医業務の中でもしばしば、発達障害の研修を頼まれることや、発達障害かもしれないという上司や本人からの相談を受けることもあります。

また障害者雇用促進法において、平成27年には精神障害者も法定雇用率に含まれることになり、今後ますます注目度は高まるでしょう。

このようにうつ病や発達障害を中心に、ビジネスの領域でもメンタルヘルスに関する問題意識が高まっています。また、社内の研修などの選択肢としてポジティブ・メンタルヘルスなども注目されつつある状況です。

メンタルヘルス問題の歴史と変遷

次に、なぜメンタルヘルスが社会において注目度を高めてきているかについて、精神科医・産業医としての考えを述べさせていただきます。

メンタルヘルスについては、医療界の動きだけではなく、メディアの動き、政府の動きなどがそれぞれ影響しあいながら注目度を高めてきた、と考えられます。近年において、社会に対して大きなインパクトを与えたメンタルヘルスに関連するものは、うつ病と発達障害ではないかと思いますので、この2つを中心に説明していきます。

うつ病の一般化と社会の関係

まずは、うつ病にまつわる動きについてです。

日本において、うつ病という言葉が広く知れ渡ったのは、1990年代の後半頃と思われます。

医療人類学をご専門とされ、うつ病を中心に精神科領域での調査を長らく続けてきた北中淳子《きたなかじゅんこ》先生の著書『うつの医療人類学』（日本評論社）の中では、1998年頃からうつ病の認知度とうつ病の罹患者《りかんしゃ》が飛躍的に増加した、と述べられています。1998年には自殺者数が史上最高を記録しており、その背景として、うつ病が注目されたのかもしれません。

それ以前に大きく取り上げられたのは、1991年の電通での自殺と言われています。この出来事は、入社2年目の男性従業員が不幸にも自殺してしまった事件です。遺族は、月100時間を大きく超える残業がうつ病の原因となり、その結果自殺したとして、損害賠償請求を起こしました。そして2000年には、従来の「自殺は故意《こい》による死亡」という考え方を覆《くつがえ》し、「長時間労働によってうつ病を発症し自殺に至ったのは、企業側の安全配慮義務違反」であるという考え方から、1億6800万円の賠償金が企業から遺族に支払われることで、結審しています。

これらのことから、うつ病は自殺のリスクであること、また、そのうつ病が業務上のストレスによる場合は企業の責任も問われうる、ということが広まり、一般社会でも意識されることが増えていったと見られます。

また、この数十年で社会的に大きな影響を与えた医療界の動きの一つは、抗うつ薬の一種であるＳＳＲＩ（選択的セロトニン再取り込み阻害薬）の登場があります。精神科の薬というのは、多様な副作用を有しており、特に、歴史的に古い薬は副作用も強いものが多くなっています。

抗うつ薬も、さまざまな薬が使われてきましたが、転機となったのは、１９９８年に欧米で発売されたＳＳＲＩの一つであるフルオキセチンという薬の登場です。この薬は従来薬よりも副作用が少なく、安全性が高いということで広く使われるようになりました。さらに、製薬企業がこれらの抗うつ薬販売のために行なったプロモーションが、うつ病の概念を広く普及させ、新たにうつ病と診断される人の増加を加速させたと見られています。

そして、欧米に続いて日本でも同じようなことが起きました。１９９９年には日本で初めてＳＳＲＩの一種であるフルボキサミンが発売されました。製薬企業によるうつ病の啓発活動が盛んになり、テレビＣＭやパンフレット配布、新聞広告などにより、日本でもうつ病という言葉が広がりを見せました。

こうした動きの一方で、以前から日本では、うつ病をさまざまなタイプに分類する試《こころ》みがなされており、その中の一つ「几帳面《きちょうめん》、律儀、仕事好き、強い責任感、他人との協調性」などの気質《きしつ》を持つ人がうつ病の典型例であり薬がよく効く、という説がありました（今現在でも、日本ではこの説が根強く残っています）。この説が先述のプロモーションと結びつき、うつ病になってしまった人に対して、「頑張り屋さんがなる病気だから恥ずかしくない」というようなメッセージを与えました。こうした考え方の普及により、受診の垣根が下がったことが想像されます。

加えて、うつ病に関するメディアの動きとして大きな印象を残したのは、「新型うつ病」という用語が広まったことです。2008年の香山《かやま》リカ氏の著作『「私はうつ」と言いたがる人たち』（PHP研究所）の中で「うつ病という診断書をもらって休職し会社から手当をもらいながら趣味を楽しんでいる」というケースを紹介し、「新型のうつ」と名付けていたのが始まりと言われています。

そして2012年頃にはNHKや週刊誌などに新型うつ病という言葉が使われ、多数の特集が組まれるようになりました。新型うつ病を巡っては、メディアや医療界で論争が巻き起こりましたが、その論争も含めてうつ病をさらに有名にしたことは間違いありません。

なお、２０１３年には日本うつ病学会が「新型うつ病という専門用語はありません」との公式見解を学会ホームページで述べており、厳密には病名として用いられているわけではないのですが、臨床現場の実感としては、２０００年代以降に、若い患者を中心に前述のような症例を診《み》るケースが実際に増えていることは否定できず、こうした用語ができることによって、受診のハードルが下がったことは否《いな》めないと思われます。

また、政府の動きも影響しています。１９９９年には、「心理的負荷による精神障害等に係る業務上外の判断指針」が、労働省から初めて示されました。同時に、「精神障害による自殺の取扱いについて」という通達で、「業務上の精神障害によって自殺が行われたと認められる場合、故意には該当しない」と示されました。これ以降、精神障害の労災申請件数が年々増加することになりました。

これら3つの動きが合わさり、うつ病という概念の普及、受診ハードルの低下などが起こっていったものと見られます。

発達障害の登場と普及

そしてもう一つ、メンタルヘルスの注目度を上げた一因となった発達障害についてです。

昭和大学で精神科の教授をされている岩波《いわなみ》明《あきら》先生の著書『発達障害』（文藝春秋）によると、発達障害に関しては、2000年頃から徐々に注目度が増えて、2005年頃からかなり世間に言葉が広まってきていました。臨床現場で実際に患者を見ている立場からの実感としては、2010年代頃から、職場で発達障害が話題になることや、マスメディアなどで取り上げられることが特に多くなったと感じています。

先にも述べましたが、発達障害という言葉自体は、個別の診断名ではなく、ＡＳＤやＡＤＨＤなど、生まれついての特性により社会生活上に困難をもたらす疾患の総称です。医療界では２０００年頃から徐々に注目されるようになり、論文などが発表されるようになります。

特にＡＤＨＤに関しては、２０１２年にアトモキセチンという薬が成人にも処方が可能になりました。それまでＡＤＨＤの成人の治療に使われていた薬は、処方できる医師が認可制により限られていましたが、認可制ではないアトモキセチンは広く使われるようになりました。

そして、うつ病の時と同様に、製薬企業によるプロモーションも活発になりました。近年、インターネットなどでＡＤＨＤ自己チェックテストのようなものを目にしたことのある方もいらっしゃるかもしれませんが、ああいったチェックテストなどは製薬企業が提供していたりすることもあります。

またもう一つ、発達障害の広がりを語る上で知っておくべきことは、スペクトラムという概念が広まったことだと思います。このスペクトラムという概念は、症状が「ある」と「なし」のゼロイチ思考ではなく、傾向が強い・弱いというグラデーションのような考え方です。このスペクトラム概念が広まったことにより、医学界でもかつては重度の発達障害が中心に語られていたものが、軽度・中等度の発達障害も治療や研究の対象になりました。これも発達障害のすそ野が広がった背景の一つでしょう。

メディアなどでも、各媒体で特集が組まれるようになり、芸能人が「自分は発達障害です」と発言することも見られるようになりました。これを受けて、発達障害が社会に知られるようになり、教育現場や職域でも注目されるようになりました。結果として、自分で調べて医療機関に「自分は発達障害だと思う」と受診する人や、学校の先生や上司に指摘されて受診する人たちが増加したように思います。

興味深いことに、映画やドラマなどの登場人物が発達障害の傾向を垣間《かいま》見せることも増えたように思います。もちろん過去にも発達障害の特徴を持ったキャラクターが映画に登場することはありました。たとえば、ダスティン・ホフマンが主演の映画『レインマン』（1988年）には、重度の自閉症の主人公が登場します。しかし昨今では、重症例というより、少し変わっているけど憎めないキャラクターのように描かれることが多いと思います。

岩波明先生が著された『発達障害』の中ではいくつかの例が紹介されています。その本では、2016年に大ヒットしたドラマ「逃げるは恥だが役に立つ」（TBS）において星野源《ほしのげん》が演じた津崎平匡や、アメリカのテレビドラマ・シリーズ「クリミナル・マインド」に登場するドクター・スペンサー・リードというキャラクターが、発達障害の一つであるアスペルガー症候群の特徴を持っていると、述べられています。いずれの登場人物も、高学歴であるがこだわりが強く、対人関係が苦手という特徴を持っています。

また、最近の映画では『ファンタスティック・ビースト』シリーズの主人公、ニュート・スキャマンダーがアスペルガー症候群の特徴を持っていると思います。彼もまた、頭脳明晰ですが対人関係が得意でなく、魔法動物への強いこだわりを持っています。このように登場人物として次々描かれるようになったのも、発達障害のすそ野が広がっていることの表われのような気がします。

そして、メンタルヘルス対策に関する政府の施策も、背景として重要です。まずは障害者雇用促進法の改正がポイントになります。この改正により平成30年4月1日から、障害者の法定雇用率に精神障害者が含まれることになりました。そのため、精神障害者、特に発達障害の方の雇用に大きな関心が集まりました。

その他、大きな施策として、2015年にストレスチェックが法制化されました。これにより、企業はよりいっそうのメンタルヘルス対策のための体制を取る必要が出ました。その是非は別として、ストレスチェックの法制化から、メンタルヘルス対応が得意な産業医のニーズが企業で高まったと言われています。

こうしたさまざまな動きを背景に、うつ病や発達障害という言葉が市民権を得ていったと見られます。今まで悩んでいた方にとっては、病名としてカテゴリー化されることによって理解しやすくなり、医療へ繋《つな》がりやすくなるメリットも一定程度あったと考えられます。

一方で、レッテルとして扱われる事例や、「新型うつ」のような正常範囲との判別が難しい事例、責任逃れの手段としてこうした病名を自称するような事例など、カテゴリー化による負《ふ》の側面も見られています。われわれ産業医も、産業保健の現場では、そうした病名を安易に持ち出したりすることのないように注意を払っています。

働き方や世の中の変化

ここまでの節ではメンタルヘルスへの注目度が高まっていることを紹介し、その背景を解説しました。この節では、メンタルヘルスに影響を与えている働き方の変化や世の中の変化について紹介していきます。さらに、それらについて企業と個人がどのようなスタンスを持って対応していくことが望ましいかについても、解説していきます。

生産年齢への打撃

まず世の中の変化として第一に挙がるのは、日本の生産年齢人口の減少と高齢化です。

生産年齢人口（15歳から65歳未満）は1995年をピークに減少に転じています。総務省によると、2015年の生産年齢人口は7592万人であるのに対して、2020年では7341万人、その後も減少は続き、2050年には5001万人（2015年から見て約34・1%減）となる予測です。

総人口は2008年をピークに減少していますが、高齢化率は上昇の一途をたどり、２０５０年には総人口の39％が65歳以上の高齢者となります。メンタルヘルスの問題は、他の健康問題と比べると若い世代に多いため、生産年齢人口が減少しつつあるわが国において、その影響はより大きいものになります。

希望を持って働くために

企業にとっても、メンタルヘルス問題から働く人々を守ることは重要な課題です。そのため、企業はより戦略的にメンタルヘルス問題に取り組んでいく必要があります。

本書では、第3章において、経営戦略の中にメンタルヘルス予防などの健康を取り入れ、「健康経営」を実践していくことのメリットを解説しています。そのための社内の体制整備については第4章で説明します。本章では、若い世代を含めて、どうしたら私たち全員が希望を持って働けるようになるかを考えたいと思います。

日本経済全体に目を向けてみると、戦後からバブル崩壊までは基本的に日本の経済は順調に発展してきたと見られていますが、バブル崩壊後は足踏みをしてしまい、国別GDPは長らく世界第2位だったものが、2010年には中国に追い抜かれて世界第3位になっています。それから先も成長を続けているならまだしも、米国や中国のGDPが成長傾向であるのに対して、この10年以上日本のGDPは傾向としては横ばいといえる状況が続いています。こういった背景が、若い世代を中心としてわれわれの心に影を落としているのではないかと考えられます

一朝一夕《いっちょういっせき》にGDPを急成長させることは難しいですし、企業や個人の努力で日本全体の経済に影響を与えることには限界があります。しかし、企業の施策や個人のマインドセットの変化によって、働く環境を改善させたり、働きがいを見出《みいだ》したりすることによって、われわれ全員が希望を持って前向きに働くことのきっかけになるのではないかと思われます。

たとえば、企業においては、効率の向上を目指すと共に、いかに柔軟な働き方、意義ある仕事、平等な人事評価などを設計できるかが、鍵となってくるでしょう。

個人に関しては、ワーク・エンゲイジメントを高める工夫が有効です。ワーク・エンゲイジメントというのは、仕事に対して誇りを持ち、仕事にイキイキと取り組み、仕事から活力を得ているような状態です。

ワーク・エンゲイジメントを高める方法としてはいくつかの方法が紹介されていますが、すぐに取り組めそうなものとしては、ジョブ・クラフティングが挙げられます。ジョブ・クラフティングとは「課題や対人関係における従業員個人の物理的ないし認知的変化」という定義がされており、嚙《か》み砕いて説明すると、日常的に行なっている仕事に関して、業務の遂行方法を工夫したり、仕事の捉《とら》え方（＝認知）を変えてみたり、仕事に関わる相手を主体的に選んだりすることで仕事の意義を高めていくやり方のことです。よく言われるたとえとして、NASA（アメリカ航空宇宙局）で働く清掃員に何の仕事をしているか尋《たず》ねると「掃除をしている」とは答えずに、「宇宙飛行士が宇宙に行く手助けをしている」と答える、というのがあります。これが仕事の捉え方の工夫です。

また、別の考え方ですが、私の知り合いの管理職の方は「自分は夜中に仕事はしないようにしている。夜中に仕事をして疲れた姿を見せてしまうと、部下に希望を持たせられないから」と言っていました。このような心掛けもひじょうに重要だと思います。

このように、働き方の工夫などにより、ワーク・エンゲイジメントを高めていくことが、これからの時代に必要な取組かと考えられます。

多様な働き方とメンタルヘルス

働き方改革の重要なテーマの一つは働き手を増やすことにあります。これは先述した労働生産人口の減少への対策でもあります。

働き手を増やすためには、多様な働き方を実現していくことが肝要です。社会的にメンタルヘルスのすそ野が広がり、障害者雇用促進法などで、国としても多様な働き方を推《お》し進めている以上、企業と個人には今まで以上に多様性への理解が求められます。個々人が自分のライフスタイルに合った働き方ができれば、メンタルへの負荷《ふか》も最小限に抑《おさ》えることができるでしょう。

多様な働き方を実践するために、最も簡単にできることは、休み方を見直すことです。

休みたくても休めない、長期に休んだら仕事が回らなくなるという状況の背景には、業務の属人化が隠れていることが多いと考えられます。

誰もが休みやすく長期休暇などを取りやすい環境を作ることは、業務の属人化を減らすことに繋《つな》がります。業務の属人化を減らそうとすると自然と情報の共有が進み、業務遂行の最適化が進みます。ある企業では全従業員への長期休暇取得を義務付けたところ、業務の棚卸《たなおろし》が進み、結果として効率化が進展しました。

また、休み方とは少し違いますが、ある企業では「残業時間を半減させたら全員の所定労働時間を8時間から7時間に減らす」という取組を、社長が発表しました。他に特別な施策は行なわなかったのですが、この企業では見事に残業時間が半減しました。しかも、所定労働時間が減ったため、個人の手取りへの影響を抑えながら光熱費などのコストカットに成功した上、売り上げも向上した、ということでした。この施策も、自然と業務の棚卸や効率化が進んだ結果、成功したものと思われます。

次に、多様性への柔軟さを持つことについてです。これは企業にとっては制度や人事評価の整備が必要で、個人にとってはマインドセットの変化が必要です。

企業では多様な働き方に対応できるように、勤務日数や所定労働時間の変更、フレックスタイムやテレワークの活用など、いろいろな制度を柔軟に組み合わせることができるような体制が必要でしょう。こうした制度を充実させることが、介護・育児・病気などと仕事の両立や、多様な人材の活用に繋がります。そして、こういった制度を公平に運用していくためには人事評価制度が欠かせません。企業は何をアウトカムとして求めるのか、というものを明確にしていく必要があると思います。

多様な働き方に対する個人のマインド・セットに関しては、従来の考え方を大きく変える必要性が出てくると思います。簡単に言いますと、いろいろな特徴を持った人がそれぞれの働き方をして結果を出していくのが当たり前、というマインドセットになる必要があると思います。一見難しそうですが、実はマインドセットの変化はこの30年程度でもしっかりと起きています。たとえば、かつては企業戦士と呼ばれ、終身雇用を前提に企業に身を捧げるようなスタンスが模範とされました。かつて栄養ドリンクのテレビＣＭで「24時間戦えますか」という歌が流されていましたが、すでにこのような風潮は消え去り、ライフワークバランス、イクメンといった言葉が注目されています。つまり、長時間働くことが美徳ではなく、生活とバランスを取るような働き方を勧《すす》める風潮になってきているのです。

職場における合理的配慮と具体例

発達障害など、特定の疾患・特性を持つ従業員がいる場合には、職場における合理的配慮も重要です。発達障害の方々は、その症状的な側面ばかりが注目されてしまっていますが、彼らが悩んでいる症状に寄り添った対応を取ったり、理解しやすい指示の与え方を工夫したり、その性格や行動の傾向と合った業務を担当することができれば、人並み以上の成果を発揮することもできます。

また、先述した通り、発達障害の程度はスペクトラムのような概念で、多かれ少なかれ、その傾向を持っている人は実は大勢います。発達障害の傾向が強い人が不便に感じたり、不快に感じたりすることは、他の人も少なからず不便さや不快感を持つことがほとんどです。つまり、合理的配慮を丁寧《ていねい》に行ない、発達障害の傾向が強い人が快適に働けるような環境を作ることができれば、他の人たちも快適に働くことができるようになるでしょう。このように快適な職場を作ることも、われわれが希望を持って働くということに重要な役割があると思います。

合理的配慮の例は、さまざまです。たとえば、発達障害、特に自閉スペクトラム症の方々を悩ませるものの一つに、感覚過敏があります。感覚過敏は、聴覚、視覚、味覚、触覚、嗅覚のいずれの五感でも起こりえます。映画『レインマン』では、大きな音に驚き、混乱してしまう聴覚過敏を持つ主人公が描かれています。

ここまでわかりやすい例でなくても、日常の中のごくありふれた感覚刺激によって、強いストレスを感じている人は少なくありません。私の身の回りの人にも、聴覚過敏によって職場でデジタル耳栓をして働いたり、嗅覚過敏があるのでマスクを普段からしたりする人がいます。また、視覚過敏の強い人は光を強く感じやすいので、サングラスなどを普段からかけたりします。

感覚への感受性は人それぞれで程度の問題ですが、実は感覚刺激によるストレスは、ほとんどの人が大なり小なり感じています。読者のみなさんも、繁華街や音の大きなお店、高速道路の近くなど騒音が多いところから静かなところに移動した時に、ほっとした経験を持っているのではないでしょうか？　他にも、家でエアコンや空気清浄機、換気扇やテレビを一緒に点《つ》けてしばらく過ごした後、全部を切ると静かさに驚いた経験はないでしょうか？　感覚過敏のある人は、こういったことには気づきやすいといえるかもしれません（もちろん、発達障害＝感覚過敏ではありませんし、感覚過敏のある人でも何がストレスの原因になっているのかわからないケースもあります）。

オフィスでの工夫を一つ紹介しますが、こういった配慮が全体の環境改善に繋がることは、感覚過敏に限ったことではなく、コミュニケーションの方法や作業手順などでも言えることです。

(工夫の一例)

広いオープンオフィスに加えて、個室ブースを設《もう》けたオフィスの例です。

広いオープンスペースのオフィスでは、多くの人の声や作業音などが響《ひび》き渡りますし、人の往来が激しくなります。このような環境に聴覚過敏の方や視覚過敏の方がいると、とてもストレスを感じてしまいます。

そこで、集中したい時に使用する個室のようなブースが備えられていることで、そうした方々の職場でのストレスを軽減させることができると考えられます。

近年、オープンオフィスを持つ企業をよく見かけるようになりましたが、その中でも個室ブースを設置している企業も最近では増えています。こうしたブースを全員が自由に使えるようにすれば立派な合理的配慮が成立しますし、皆の快適性が上がるでしょう。

ＩＴ技術の進化とメンタルヘルス

ＩＴ、ＩｏＴ技術の急速な変化によって、働き方も変化しました。メールやＳＮＳ、チャットアプリなどでのコミュニケーションが増え、Ｗｅｂ環境が進歩したことから職場に行かずとも、どこでも仕事ができる環境を手にすることが可能になりました。

実際に、メールやチャットはスマートフォン一つで快適にやり取りができるようになりましたし、国内の都市部ならほとんどの場所で無線インターネット接続が可能ですので、パソコンでの作業も十分に可能です。自宅にいながら日本各地の仲間と会議をすることも可能ですし、営業や商談もオンラインで行なうことが増えています。

働き方の多様性を確保するためにテレワークを積極的に導入する企業もあります

し、また緊急事態でのテレワーク活用も検討されています。２０２０年初頭では、新型コロナウイルス感染症の広がりに応じて、各企業ではテレワークを活用する動きが加速しました。

このようにＩＴ技術の進歩は働き方を効率的に便利にしてきていますが、家でも職場とリアルタイムで連絡が取れてしまい、在宅でもＰＣ作業が可能となってきている中で、職場と家庭との垣根《かきね》が低くなってしまい、心理的な休息が十分に取れなくなっている＝心理的拘束が高まっているという見方もできます。「どこでも仕事ができる」ということは、裏を返すと「どこでも仕事をしなくてはならない」になりかねないのです。

スマートフォンや携帯電話が普及する以前は、外出時の連絡手段はとても限られていました。そのため、オフィスを出れば連絡はできないという、「オフ」の時間が強制的に作れていました。オフィスから家に帰る間はどうしたって連絡はつかないですし、家に帰っても自宅の電話が鳴るというのは、それなりの事態の時だけでした。そもそも、連絡をする側もオフィスにいなければ連絡手段がないので、やはりオフの時間帯での連絡というものはハードルが高かったのです。

しかし、今は違います、スマートフォン一つで、連絡から調べもの、簡単な文書作成などは容易にできてしまいますので、なかなか「オフ」の時間というものが作れなくなっています。その結果、常に仕事に追われる感覚というものが生まれているのだと思います。

産業医として仕事をしていても、休みの日でも連絡が来る、メールが絶《た》えず来る、LINEでの仕事のやりとりが辛い、という悩みはよく聞きます。特にチャットツールは気楽に送ることができ、しかもグループ機能などもあるため、他の人同士のやり取りなどにも接することになります。

忙しいビジネスパーソンのスマートフォンには、メールアプリのほかにLINEやMessengerなどチャットアプリに加えて、SlackやChatworkなどのビジネス系のアプリが複数入っています。さらにFacebookやTwitt erでも仕事関連の情報が絶えず流れています。その結果、24時間常に動きの中に身を置いている状態になっています。こうした状態によって、かつてよりも「オフ」の時間を作りづらい環境になっています。

また、急激なIT技術の進化は、個人のITリテラシーの差によってすぐに適応できる人と、適応に苦労する人の差を大きくしています。スマートフォンをはじめとしたIT機器やソフトウェアは、機能や利便性の改善のためにアップデートを繰《く》り返します。時には外観や仕様が大きく変わることもあるでしょう。そういったときに、どうしても適応に時間がかかる人が一定数存在するということも、頭に入れておく必要があります。

IT化がいくら進んでも、うつ病などのメンタル疾患が増え続ける背景にも、実はこういった要因が影響しているのではないかと思います。

ＩＴを活用した、負荷の少ない働き方

現代の企業において、効率化などの観点からＩＴの導入・活用は、市場競争で生き残っていくためには必要不可欠です。一方で、企業にとっては、先述してきたようなＩＴを導入する際のデメリットについても留意し、従業員の負荷についても対策を取っておく必要があります。特に、職場外における心理的拘束については、メンタルヘルスへの影響が大きいため、負荷を軽減するための工夫などを従業員に徹底させる必要があります。

心理的拘束によるストレスに対処するコツとしては、空間的・時間的な距離を取ることです。

まず空間的の距離の取り方は、できるだけ仕事をする場所としない場所を明確に分けることです。たとえばリビングや寝室など本来であればくつろぐ目的の空間に、パソコンなどの仕事の道具を置いてしまうと、どうしても気が休まりません。目に触れないように仕事をする部屋を分ける、仕事が終わったら片づける、などの工夫が必要

です。パソコンだけでなく、スマートフォンを寝室には持ち込まないようにしている人もいます。空間的に距離を取ることで心理的拘束を減らす工夫が必要です。

次に、時間的な距離の取り方です。これは難しいことではなく、仕事をしない時間をしっかりと決めたり、スマートフォンやPCなどの通知を切ったりすることです。ある研究では翌日に仕事が控《ひか》えているだけで睡眠が悪化すると報告されているほど、時間的なゆとりがないとどうしてもストレスを感じやすくなってしまいます。ぜひ、時間的な距離を取る＝リラックスする時間を確保するということも意識するとよいでしょう。

このような従業員一人一人ができる工夫について、労務担当あるいは産業医などから従業員に発信し、セルフケアを進めていくことは、メンタルヘルス不調の予防に繋がるでしょう。

また、企業としても、たとえば、「夜○時以降は社用メールを用いた連絡を控える」などのルールを作り、仕事時間とプライベート時間をきちんと区別することで、心理的負荷を抑える工夫をしてもよいでしょう。

あるいは、「家から職場のアカウントにログインして作業する場合はテレワークとみなし、そのつど、作業内容と作業時間について報告させる」といったような取組を行なうことで、在宅ワークをする場合であっても、作業時間の区切りを意識させるなどの誘導ができるかもしれません。

このように、現代的な働き方について、時代に合った工夫を行なっていくことが、メンタルヘルス問題を解決していくために有効であるといえます。

ちょっと一休み① ストレス要因を要素分解してみる

普段われわれが何気なく使っている、「ストレス」という用語ですが、その実態は、いったいどんなものなのでしょう？

ストレスの定義に遡《さかのぼ》りますと、もともとは物理的な現象を表わすものであり、「物質に対してかかる作用全般」を指《さ》します。

それを心理的な側面に当てはめたもの、すなわち、「心理的に受ける作用全般」を、われわれは社会生活の中で、そう呼んでいるのです。

しかし、物理的なストレスと異《こと》なり、心理的なストレスは、「何キロかかっている」、「何パーセントが晒《さら》されている」というような、具体的な計測は実現不可能です。

そのため、実際の臨床現場でも、何気ない会話でも、「ストレスを感じますか？」、「どのくらいストレスを抱えていますか？」という、きわめてファジーな聞き方にならざるをえないのです。

これが、ストレスというものを、理解できるようで、実際には理解しにくくしている原因なのではないでしょうか。

いま述べた通り、ストレスの実体を明らかにすることは、なかなかに困難なことなのですが、ストレスの原因については、さまざまな機関が行なっている大規模調査があります。

たとえば、厚生労働省が5年に1回行なっている、「労働者健康状況調査」によれば、ストレスの原因の上位3位までは、実は男女共に共通で、1位は「人間関係」、2位に「仕事の質」、そして3位に「仕事の量」と続くことがわかっています。

女性のほうが、男性よりも人間関係におけるストレスの比率が高いといった傾向は見られますが、男女共に、しかもここ数十年にわたり、同じ結果となっているのは、大変に興味深い事実です。

「仕事の量」とは、最も想像がしやすいものかと思いますが、一言でいえば、「仕事に費《つい》やす時間的な量」を指します。

仕事に割《さ》かなければならない時間、仕事に拘束されている時間、と言ってもいいでしょう。

日本においては、卒後間《ま》もない新入社員や転職直後の中途社員などに、不慣れな環境や要領の悪さなどの要素も相俟《あいま》って、長時間労働の傾向が見られます。

また、エンジニアや制作業務など、業種依存的にも、その傾向が見られる場合があります。

「仕事の質」とは、少々抽象的でイメージが湧《わ》きにくいかもしれませんが、言い換《か》えるならば、「仕事がやり甲斐に直結しているか」ということになるでしょうか。

仕事量の多寡《たか》にかかわらず、この観点で仕事を捉《とら》えた時、やり甲斐が感じられなければ感じられないほど、人はそれをストレスとして実感しやすいのです。

しかし、単純作業に苦痛を覚える人もいれば、黙々とそれをこなすことに達成感を覚える人もいます。よって、一概に仕事の単純さや複雑さで測《はか》ることはできません。

最後に、「人間関係」です。ここには、文字通り理解される意味合いと、少し俯瞰《ふかん》して捉えた時に見えてくる意味合いとがあります。

最も理解しやすいのは、1対1の属人的な人間関係、すなわち、「ウマが合う」とか、「生理的に合わない」というような感覚でしょう。

これももちろん、ストレス要因として無視できないものですが、より俯瞰して捉えた場合における意味合い、すなわち、「周囲にサポーティブな環境があるか？」ということのほうが、職場におけるストレスを生み出す原因としては大切な観点かもしれません。

困った時に相談できる相手がいるか、話のしやすい職場環境にあるかなどといったことに加え、褒《ほ》めて伸ばす文化が定着しているか、自由な発言が阻害される雰囲気がないかなどといった、ポジティブなフィードバック機能のしやすさも、サポーティブな環境と呼べる大事な要素です。

サポーティブな環境であれば、個々の人間関係に生じる多少の軋轢《あつれき》も、そうでない環境に比して、うまく吸収されていく印象があります。


ここで述べた3要素、すなわち、「超過勤務に陥っていないか?」、「仕事のやり甲斐を感じているか?」、「サポーティブな環境かどうか?」は、産業保健を考える上で、まず最初に注目すべき点といえます。

「ストレスが強い」、「ストレスで辛い」という漠然とした相談を受けた場合も、この3要素の組み合わせを分解して、ストレス因子ごとに対策を講じていけば、解決に近づきます。

ストレスを感じている当事者の方も、当事者を支援する方も、今日からはこの3要素を意識的に念頭に置いてみることをお勧めします。

「わからないことが何なのかがわからない」という現象には、誰もが一度は悩まされた経験があることでしょう。

これまで、何となく悩まされ、何となく対応していた、ストレスという捉えどころのない魔物を、対応可能なレベルに可視化することで、より生産的でクリエイティブな職場作りが実現されるのではないかと思います。

第2章 具体的な事例と対応策

この章では、企業のメンタルヘルスにおいて問題となる主要な疾患について、事例形式で紹介していきます。

現場に即した具体的な事例について学ぶことで、次章以降に述べる、「健康経営」や「予防のための体制づくり」の必要性や、対策がどのように有効であるか、ということのイメージがつくと思います。個別のケースよりも企業全体の話を先に読みたいという読者の方は、次章以降を先に読んでいただいてもかまいません。

本書は、医学の専門書ではないため、疾患ごとの医学的な説明や治療薬についてはあえて細かく説明していません。その代わりに、産業医がどのような思考で問題にアプローチするのかや、上司や同僚が現場でできるサポートなど、現場の方々が実際にメンタルヘルスの問題と向きあう際に参考になるような形で紹介しています。

なお、本書で紹介する症例は筆者の多数の経験を元に作成した架空のものであり、特定の個人、企業を想定したものではありません。

●うつ病

【どんな病気？】

眠れない、食欲がない、1日中気分が落ち込んでいる、何をしても楽しめない、といった症状が続いている状態。物事の見方がネガティブになり、自分は価値のない人間だと感じてしまい、普段なら乗り越えられるストレスにもうまく対処できず、より辛く感じられるようになる。

【症例】

Ｗｅｂコンサルティング企業のバックオフィスに勤めるAさん（32歳、女性）は、慢性的な長時間労働であった。

さらに、同じ業務を行なう同僚との業務遂行の方向性の違いから心労を抱え、ある日の朝、「職場には、もう行けない」と思い、涙が止まらなくなった。勤怠《きんたい》の乱れが続き、出社しても職場では頭が回らず、業務効率はいっこうに上がらなかった。心配した人事担当者が面談を行なうと、悲観的な発言ばかりが目立ち、以前は社内でもムードメーカー的な役割であったが、持ち前の明るさはまったく影を潜《ひそ》めてしまっていた。

人事担当者より打診があり、産業医面談が実施された。長時間労働や環境要因による抑《よく》うつ状態が顕著と判断され、産業医は、Aさんが片頭痛《へんずつう》の症状で通院している、かかりつけの心療内科への受診を勧めた。

主治医からはうつ病と診断され、しっかりとした休息が必要であると告げられた。有休が多く残っていたこともあり、有休消化にて休息を取ることにAさんも応じ、約3カ月間の休職期間を設定した。休職を経《へ》て、バックオフィス内の別の業務へと担当が変わり、週3日勤務（残業禁止）からスタートした。勤務日数も半年ほどかけて週5日へと戻り、服薬治療も継続しながら、通常勤務は問題のないレベルにまで回復した。

【産業医ができること】

Aさんには、長年にわたって通院する、信頼できるかかりつけ先が心療内科であったため、その先生に診《み》ていただくよう勧めた。

産業医に対し、主治医より職場での状況につき照会があったため、Aさんの同意を得た上で、職場での状況や本人の症状を共有した。主治医が、身体症状および不定愁訴をじっくりとヒアリングし、その診察の様子は、Aさんを通じて産業医にも共有された。

月に一度の産業医面談は、Aさんの状態に応じて、職場での直接面談と自宅でのWeb面談を柔軟に活用した。趣味のサーフィンの話が自然に出てきた段階で、主治医の許可を得ることを前提に、サーフィンに行くことも段階的に認めた。

【上司や同僚ができること】

Aさんの病状についての理解を深めるため、上司は産業医面談を申し入れた。

Aさんへの業務依存度が高かったことを客観的に理解し、人事と擦《す》り合わせをしながら、他のメンバーへの業務移行（負荷の分散）を行なった。その際、Aさんより、「自身がメンタル不調であることを理由にした業務移行であると、積極的にアナウンスしてほしくない」との希望があったため、あくまでも、Aさんおよび他のメンバー内での、業務の適正化（個人の得意業務に、より特化した形での前向きな見直し）であることを、他のメンバーには特に留意して伝えた。

一部の同僚は、Aさんのメンタル不調に気づいていたが、上司のさりげない配慮もあり、Aさんとは以前と同様に接し、さらに他の同僚にこの問題の事実が拡散しないように努《つと》めた。

同じ業務を行なっていた同僚には、人事より産業医面談が設定され、Aさんとの方向性の違いが、その方のストレスになっていないかを確認し、上司より、その方に対するサポートを心掛けてもらった。その結果、Aさんの処遇や対応について、その方からの不満やクレームが聞かれることはなかった。

【症例を通じての気づき】

うつ病に苦しんだAさんへのサポートのみならず、Aさんと折り合いの悪かった同僚のサポートにまで、企業としての配慮が及んだことで、職場の人間関係に大きな溝《みぞ》が生じることがなかった。メンタル不調者に対する偏見も少なかったことで、Aさんに対する目に見えない同僚のサポートが奏功した。

また、上司の積極的かつ迅速で、硬軟を織《お》り交《ま》ぜた行動も見逃せない。社交的で明るい性格の一方で、常に周囲との比較を無意識に行なっていた内面を振り返り、「うつ病になったことで、私は私でいいんだと気づけた」、「自分のスキルがどこまで認められているか、常に不安だった。でも、周囲の評価は私の価値ではないと思えるようになった」、「とにかく自信がなかったけど、私は私に生まれてきてよかったんだと、今では感謝している」と、笑顔で語るまでに至った。

うつ病にかかるという、一見ネガティブな体験をきっかけに、自身の生《お》い立ちや人格形成、性格傾向などにしっかりと向きあい、主治医や産業医とじっくり対話することで内省も深まり、結果的には、病前では考えられなかった地点へと着地することができた。

もともと、人一倍頑張り屋さんのAさんだが、自身の果たした役割が、目に見える形でフィードバックされないと、自信喪失に陥《おちい》る傾向があった。「メンタルを崩しても、またメンバーの1人として企業に受け入れてもらえたのは、きっとそれまでの頑張りが無駄じゃなかったからかな」と、嫌味なく、心地よい表情で語るAさんの言葉は、メンタル不調を乗り越えた者のみが口にすることのできる、真のメンタルの強《きょう》靱《じん》さの表われなのだろうと、深く学ばされた事例である。

●パニック障害

【どんな病気？】

動悸《どうき》やめまい、発汗、吐《は》き気、手足の震《ふる》えなどの発作を起こし、生活に重大な支障が出ている状態。「死んでしまうのではないか」との恐怖に襲われ、うまく自分自身をコントロールすることができない。「また発作が出たらどうしよう」との予期不安から、発作の起きやすい場所や状況を避けるようになり、外出できなくなることもある。

【症例】

大手メーカーに勤務するBさん（37歳、男性）は、首都圏およびその近郊の圏内を担当する法人営業に所属していた。車での移動は1日に100㎞を超えることも少なくなく、多忙ながらも充実した日々を送っていた。

ある日の電車移動の際、何ともいえない胸の苦しさに違和感を覚えた。疲れのせいだと思うように努めていたが、別の日も、また別の日も、同様の苦しさは続き、近所の内科を受診したが、特に異常は指摘されなかった。

そんな日々が続き、電車に乗ることでその症状は出現することが強く自覚されるようになった。できる限り車での移動を試みていたが、どうしても電車移動を余儀なくされた日があった。寒さを感じる年末にもかかわらず、背中には汗をビッショリとかき、「また、あの苦しさが来るのではないか」という不安に胸が押し潰《つぶ》されそうであった。手にも滴《したた》るほどの汗をかき、胸の鼓動は周囲にも聞こえそうなくらい高鳴った。呼吸は浅くなり、視界が揺らぎ、心臓がこれ以上の拍動を示すことは不可能なほどに感じられた。胸をギュッと締め付けられるような感覚を最後に、電車内で記憶を失った。

救急搬送された総合病院にて、パニック発作の診断を受け、地元のメンタルクリニックで主治医より休職の診断書が作成された。休職に入って6カ月が経過する現在、通勤訓練を行ない、電車に乗ることはできるまでになったが、職場の最寄り駅まで乗車することができずにいる。

【産業医ができること】

Bさんが休職に入った当月より、電話での産業医面談を毎月実施した。業務の多忙さにも起因する要素がないかどうか、丁寧にヒアリングしたが、仕事に関しては充実しているとの一点張りであった。

プライベートに問題を抱えてないか、それに紐付《ひもづ》く心因《しんいん》がないか、さらに詳細にヒアリングを試みたところ、父親の突然死に伴《ともな》う相続問題が発生しており、また、半身不随のために遠方の親戚に介護を依頼している祖母の存在などが明らかとなった。唯一の兄弟である兄とも疎遠で、頼る術《すべ》もなく、主治医にもこの事実を打ち明けられずにいると、涙ながらに告白した。

Bさんの許可を得て、その事実を直属の上司と人事とのみ共有した。休職期間の満了まで、幸いにも十分な期間があることから、復職を急がず、休養に専念するようにと、改めて今後の治療方針を示した。一駅ずつ乗車できる範囲を広げ、達成感を少しずつ感じてもらいながら、着実な回復を支援している。

【上司や同僚ができること】

Bさんの急な発症に驚いたが、上司は産業医面談を速《すみ》やかに申し出た。Bさんについて、上司もその仕事ぶりには満足しており、Bさんの発言通り、仕事について、やり甲斐を感じていると認識していた。産業医から、パニック障害に関する知識を得て、誰にでも起こり得る病気であることを、Bさんと同じグループの同僚に説明した。

説明を受けた同僚も理解を示し、急遽《きゅうきょ》、Bさんが受け持つクライアントの引き継ぎ作業に取り掛かった。同僚の数名から上司あてに、クライアントに対して、Bさんの病状を説明すべきかどうかと質問があったため、上司、人事担当者、産業医の3者で検討会議を開き、その見解を示した。Bさんのプライベートの問題が明らかとなった後、上司より産業医に、直接Bさんと会って話をしたいとの申し出があり、産業医はBさんに意思確認を行なった。

Bさんも同意したため、Bさんの住む最寄り駅まで上司が足を運び、話し合いの場が持たれた。後日の産業医面談にて、上司と話をする機会が持ててとても安心できたと、Bさんから感想が聞かれた。

【症例を通じての気づき】

パニック障害に関する知識が不足していたこともあり、予兆はあったものの、Bさんにとっては、突然発症に近い形での出来事となった。病気の原因について、はっきりとしたことは断言できないが、重大なプライベートの問題と、内向的なBさんの性格が災《わざわ》いし、悩みを1人で抱えてしまうに至った背景が関わっているだろうと推測された。

主治医による診察に、必ずしも十分な時間が確保できないことも想定し、1回当たり30〜40分程度の産業医面談の時間が用意されていた好条件も重なり、産業医による詳細なヒアリングが実現できたことは、Bさんの病状理解と回復に向けた一助となった。

また、理解のある上司の勇気ある行動により、Bさんの心理的負担は、大きく軽減したことが実感された。心理的アプローチが奏功した半面、経済的な支援の具体化には、乗り越えるべき課題は多く、今後の検討事項として議論が必要だと思われた。

一方で、病気に対する正しい理解が、同僚を始めとした周囲の理解を得るには必要な条件であり、その実現には、上司（マネジメントライン）、人事、産業医などの関係各者の迅速な意思決定と連携が重要であることを、強く認識させられた。

●ADHD（注意欠陥・多動症）

【どんな病気？】

発達障害の一種で、忘れ物が多い、課題が間に合わない、うっかりミスが多いなどの不注意症状と、じっとしていられない、落ち着かない、待つのが苦手などの多動性・衝動性症状が見られる。

【症例】

広告代理店に勤めるCさん（29歳、男性）は、新進気鋭のクリエイティブ・ディレクターとして活躍していた。Cさんの関わるプロジェクトは、軒並みクライアントからの好評価を得て、Cさん自身も、その才能に自信を深めていた。

繁忙期を控《ひか》えたある日のミーティングにて、議論は白熱し、意見が二分した。Cさんの推《お》し進めるプランに、ベテランプランナーが食い下がって疑問を呈した際、「もう、やってられない」と言って、Cさんは部屋を出て行ってしまった。それ以降、午前中の無断欠勤に始まり、「リモートワークをする」と言っては、半月ほどオフィスに姿を現わさないこともあった。

上司から相談を受けた労務担当者が産業医に相談し、Webを介《かい》した産業医面談が実施された。午後の面談にもかかわらず、Cさんはあくびを繰り返し、画面越しには、ひどく散乱した室内が映《うつ》し出された。抑うつ症状の懸念よりも、性格傾向に起因する問題を疑った産業医は、心理検査が実施可能なクリニックを紹介し、受診に繋《つな》げた。

心理検査の結果、Cさんは、抑うつ状態を伴ったADHDと診断された。月に2回の産業医面談を活用し、ADHDの特性や対応方法などの理解を深めた一方で、Cさんのタスク数（仕事や業務の量）は、産業医により、一定数以下に制限された。病気への理解とタスクの制限が奏功してか、Cさんの勤怠は安定し始め、以前のような才気を遺憾なく発揮し始めた。時折、オーバーワークに陥っては勤怠傾向が乱れたが、その際には同僚が産業医に直接相談し、Cさんとの産業医面談が速やかに実施された。2年ほど経過した現在では、安定した勤怠の下《もと》、クリエイティブ・ディレクターとしての地位を、確固たるものにしている。

【産業医ができること】

初回の産業医面談の際、Cさんの昼夜逆転した様子は明らかであった。その原因を探ると、明け方までずっとゲームをしている結果、昼夜逆転してしまっていることが判明した。

抑うつ症状による不眠とは異質な印象を受けた産業医は、ＡＤＨＤなどの発達障害の診断（診察）が可能なクリニックへと誘導した。心理検査も踏まえた診断名が付いたことで、Ｃさん自身の納得感も生まれ、その後の治療関係も結びやすくなり、主治医や産業医に対する安心感も生まれた。

産業医面談においては、幼少期より抱えていた不安や違和感がＣさんより切々と語られ、時に、涙を滲《にじ》ませる場面もあった。産業医はそれを、性格の問題と簡単に片づけず、受容的に傾聴し、具体的な打ち手を共に検討した。Ｃさんの、並行作業の苦手さ、複数案件を要領よくこなすことが不得手《ふえて》である特性を理解し、Ｃさんの抱えるタスク数を、意図的に一定数以下へと制限した。明確な指標が設定されたことで、Ｃさんにとっても、同僚にとっても、Ｃさんの限界点がはっきりと理解された。

しっかりとした時間をかけて、チーム内に、Ｃさんに対する配慮事項がストックし、ナレッジ化された。Ｃさんが窮地《きゅうち》に立たされていると感じた同僚（Ｃさん自身を含む）からは、直接産業医に相談が寄せられるようになり、業務への支障は、ほぼ皆無に等しくなった。

【上司や同僚ができること】

Cさんのように、ADHD傾向のある従業員をマネジメントする際、上司の果たす役割はきわめて大きい。なぜなら、Cさんの働きやすさばかりを優先すると、他のメンバー（同僚）の士気は下がり、その逆の方法を取ると、Cさんはますます機能しなくなってしまうからである。

上司は、Cさんの視点と同僚の視点の両方を有する必要があったため、Cさんとのみならず、同僚の一人一人とも、個別のミーティングをこまめに実施した。その際、上司からの見解だけでは中立性が保てない場面があり、産業医も交《まじ》えた3者面談も適宜実施した。

上司の細《こま》やかな配慮がチーム内に浸透し、同僚それぞれの中に、一人一人がCさんをマネジメントする役割を担《にな》っているという、ポジティブな意識が芽生《めば》え始めた。上司や同僚という立場を超えて、チームを構成するメンバー全員が、マネジメントの重要性に気づけたことで、Ｃさんに活躍の場を与えつつ、チームとしての士気は、むしろ上がる結果となった。

【症例を通じての気づき】

発達障害とは、注意欠如多動症（ＡＤＨＤ）、自閉スペクトラム症（ＡＳＤ）、限局性学習症（ＬＤ）など、さまざまな疾患・障害を含んだ概念である。

不注意、衝動性、多動に代表されるＡＤＨＤは、発達障害の中でも比較的見当のつけやすい疾患であり、メンタル不調の背景には、常にその存在を想定しておく必要がある。過剰診断に陥るリスクも指摘される一方で、過小評価することで、二次疾患（Ｃさんの場合は、抑うつ状態）ばかりが治療対象となり、根本治療とならないことが少なくない。

ADHDに対する治療は、薬物療法のみならず、心理療法を併用することで効果を現わすことが多い。幼少期からのエピソードを共に振り返り、得意・不得意や好き・嫌いを明らかにすることで、得意なことは伸ばし、不得意なことはCさん自身の工夫を促《うなが》し、また、周囲の理解をうまく引き出すことで、Cさんの自尊感情を著《いちじる》しく損《そこ》なうことなく、同僚との共生関係へと誘導できた好事例といえる。

●ASD（自閉スペクトラム症）

【どんな病気？】

発達障害の一種で、社会的なコミュニケーションや他人とのやり取りがうまくいかない、興味や関心が狭い範囲に限定され、独特のこだわり行動や振る舞いを見せるなどの特性を示す。かつて、自閉症やアスペルガー症候群などと呼ばれていたもの。

【症例】

Dさん（28歳、男性）は、中堅食品メーカーの研究員として勤務していた。寡黙《かもく》で物静かだが、発想の豊かさや業務クオリティの確かさから、周囲の評判は低くなかった。

そんなDさんだが、部内の飲み会や食事会などには一切顔を出すことはなく、定時に上がっては、無言で帰社してしまう毎日を過ごしていた。ある日、新年度の新入社員配属があり、Dさんはそのうちの１人の女性に一目惚れしてしまった。それ以来Dさんは、部内の飲み会にも積極的に参加するようになり、残業も苦にすることなくこなすようになった。

その年の夏より２人は交際を始め、同じ部署内ではあったが、その事実に気づかれることなく、順調に仲を育《はぐく》んだ。責任感の強さと負けん気の強さで、徐々に頭角を現わし始めた彼女が２年目の秋、複数社との競合コンペに競《せ》り勝ち、彼女は見事、社長賞を受賞した。それ以来、彼女の信頼はうなぎ上りとなり、業務負荷も格段に増えた。Dさんがこれまで担当していたプロジェクトに、彼女も登用されることとなり、2人は内心で喜び合った。

しかしほどなく、Dさんはそのプロジェクトから外《はず》されることとなり、2人の距離は微妙なものとなった。順調にスキルを伸ばしキャリアを重ねていく彼女を尻目に、Dさんの心は大きく乱れた。次第にDさんは、社内ツールを利用して、彼女の行動予定を監視するようになった。同じプロジェクトのメンバーとの親密さを頻繁《ひんぱん》に問い質《ただ》すようになり、「男性社員との接触を禁じる」と言い出した。ミーティングを終え、室内から出てきた彼女と同僚男性を待ち構えていたDさんは、「彼女が嫌がってるのがわからないのか！」と言って、その男性社員に食って掛かり、社内は騒然となった。騒ぎを聞きつけた労務担当者が間に入り、その場は収《おさ》められた。

後日、労務担当者より相談を受けた産業医が、Dさんと彼女のそれぞれと、個別に面談を行なった。Dさんは、抑うつ状態を伴うＡＳＤの可能性が高いと診立《みた》て、発達障害の臨床経験が豊かなドクターの勤務するクリニックにコンサルトした。

診断はASDおよびADHDとなり、ADHD治療薬を用いた薬物療法が開始された。勤怠の乱れや周囲への暴言などで、時折不適応を示すことがあったが、業務調整と月に一度の産業医面談によるサポートにより、次第にDさん本来の落ち着きを取り戻し始めた。

【産業医ができること】

突然発症のように見える今回の事例だが、コミュニケーション能力の乏《とぼ》しさや共感性の低さは、産業医面談により明らかであった。

激昂《げきこう》したDさんを鎮《しず》めると同時に、彼女の状況や立場も配慮し、彼女への産業医面談も2〜3カ月に一度実施した。幸いにも彼女は、Dさんの性格特性を熟知しており、今回の出来事も、「悪気はないと思います」と、Dさんを擁護する発言が見られた。

心的外傷も予想以上には大きくないと判断した産業医は、Dさんと彼女の交際自体は禁じなかったが、Dさんに由来することで彼女に迷惑や負担が掛かる場合には、どちらかの配置転換を考慮せざるをえないと伝えた。

それ以降、彼女を標的にした問題行動は一切見られなかったが、情動が爆発し、周囲が驚かされる言動は散見された。Dさんの主治医と連携し、また、労務担当者とも相談の上、薬物療法にも工夫を凝《こ》らし、Dさんの中長期的な安定を治療目標とした。

【上司や同僚ができること】

メンバー同士の交際という、上司の立場とはいえ介入しづらい事例であったが、たまたま彼女の上司が女性であったことも幸いし、「何かあったら彼女が相談できる人＝上司」という、健全な抑止力がDさんに働いた。

ASD傾向のある方は、思い込みの強さも特徴的である。たとえば、よかれとEさんを同僚が支援したとしても、別の理由でDさんの気分を害してしまうと、その支援すら裏目に出るほどに、Dさんとの関係性が崩れる危険性は常につきまとう。対応に苦慮をしたり、支援が困難に感じられる場合は、労務や人事、産業医に相談をすることが賢明であることは少なくない。

【症例を通じての気づき】

ＡＤＨＤと並び、発達障害の一角として重要な位置を占めるのがＡＳＤである。「風変わり」、「マイペース」、「物怖《ものお》じのなさ」など、ポジティブに捉《とら》えられる特性を有しているが、本症例のように、わずかにそのバランスを崩すと、容易にネガティブな側面へと転じるリスクを内包している。

事前に兆候に気づき、予防に動くことは現実的に困難であり、今回のように事後対応を迫られるケースは少なくない。現時点で、ＡＳＤを直接治療対象とした薬物はないが、対症療法的とはいえ、一定の効果を与える薬物療法は存在する。ＡＳＤ傾向のある方は、感覚過敏（聴覚過敏、視覚過敏など）を有していることが多く、Ｄさんは嗅覚過敏が顕著であった。

余談ではあるが、数年後、環境調整のための休職期間を経て、Dさんはフレグランスアドバイザーの道を選び、現在では感情の爆発もほとんどなく、穏やかな日々を送っているようである。

●PMDD（月経前不快気分障害）

【どんな病気？】

月経前に生じる、何らかの身体的・精神的変化をPMS（月経前症候群）と呼び、月経前の数日から10日前くらいに、極端な不安、抑うつ、イライラ感、情緒不安定さを示す場合を、PMSの重症型として、PMDDと呼ぶ。

【症例】

Webリサーチ企業でマーケティングを担当するEさん（33歳、女性）は、女性初の役員として迎えられ、ひじょうに多忙な日々を送っていた。アメリカの大学にてマーケティングの修士を取得したEさんは、英語も堪能であり、その猛烈な仕事ぶりは社内でも評判であった。徹底的なロジカルシンキングを駆使し、半端《はんぱ》な企画内容は、必ずと言っていいほどEさんによって却下された。一方で、若い頃から生理が重く、市販の頭痛薬などで辛《かろ》うじてしのいでいたが、ここ数年の業務ストレスも災いしてか、生理前の気分の不安定さを自覚するようになった。

ある日のミーティングにて、新規市場調査に関する分析についてプレゼンを受けていたが、提案の確度が低いとの指摘を皮切りに、部下を徹底的に叱責してしまった。以前より、Eさんのハードマネジメントに心労を抱えていた要因も重なり、叱責を受けた部下はうつ病を発症するに至った。人事担当者の発案で産業医面談が設定され、Eさんより経緯を聞き出すと、「自分でも、抑えられないほどの感情が湧《わ》き上がってきて……とてもひどい言葉を投げかけてしまった」、「生理の始まる1週間くらい前から、神経が休まらないというか、自分自身も死にたくなるような気持ちになることもあって」と告白した。

産業医は、Ｅさんが ＰＭＤＤである可能性を疑い、治療法について選択肢を示した。挙児《きょじ》（子どもをもうけること）の希望もあったＥさんは、ホルモン治療には難色を示し、心療内科での治療を希望した。産業医は、女性の医師が勤務する心療内科を紹介し、抗うつ薬（ＳＳＲＩ）を主剤とした薬物療法が開始された。定期的な通院を担保するため、産業医面談も月に一度実施し、支持的に接することで、心の内を明かしてもらった。

主治医による薬物治療も奏功してか、通院を開始してから3カ月後の産業医面談では、「イライラしていた気持ちもコントロールできるようになりました」、「（部下にも）しっかりと謝罪したいと思います」と、前向きな表情で自信を表出するに至った。

【産業医ができること】

生理周期に同期した精神症状の存在から、ＰＭＤＤと診立てることは比較的容易であった。市販の頭痛薬や鎮痛剤を常用していることも少なくなく、それらで対応できている限りは、ＰＭＳ（月経前症候群）として必ずしも医療に繋がらないケースも多い。また、生理前後の症状については、個人差が大きく、女性同士の中でも誤解されている部分が少なくないことから、周囲に同性の理解者がいないことで孤立しているケースもあるため注意が必要である。

Ｅさんのケースでは、自殺念慮《ねんりよ》（死にたい気持ちの表出）もあったため、婦人科や心療内科、精神科などを受診する必要性は高いと判断した。個人差はあるものの、薬物療法が比較的著効するため、Ｅさんも３カ月という短期間で症状をコントロールできるまでに寛解《かんかい》した。

【上司や同僚ができること】

Ｅさんのように、上司や同僚により症状が気づかれる可能性が低い場合、すなわち役職者に対するメンタル不調にチェック機能を働かせる場合、人事や労務、産業医などが連携し、そのアラームを摑《つか》む仕組み作りをしておくことが重要である。

本症例では、部下への影響という間接的な事象を通じて把握するに至ったが、最も効果的な仕組みとしては、役職者に対しても産業医面談を設定しておくことである。現場のストレスとは質的にも異《こと》なるが、なかなか周囲に打ち明けにくいストレスを抱えていることは、当然ながら、大いに予想される。

Eさんも、PMDDという疾患自体に悩まされていると同時に、挙児の希望や、ご主人との夫婦関係の問題など、予期せぬ悩みが聴取された。一にも二にも、面談による効用は侮《あなど》れないのである。

【症例を通じての気づき】

女性特有の悩みについては、周囲も聞きづらいところがあるため、アプローチが難しい。同性のメンターをつける、同性の人事担当者が話を聞くようにするなど、適切な配慮が必要である。

また、経営者を含む役職者は、その責務上、重大な判断を迫られる半面、その壁打ち相手（自分の考えなどを話せる相手）や愚痴《ぐち》をこぼす相手に恵まれないことも多く、孤独に陥りがちで、実はメンタル不調の予備軍ともいえる。イライラや怒りやすさなどは、周囲が気づける他覚症状としては優《すぐ》れており、必ずしも本症例のように女性でなくとも、ストレスによるメンタル不調のサインとしては見逃せない。

役職者に対する産業医面談の設定が現実的でない場合は、そのサインを見逃さず、従業員の誰しもが、人事や労務、産業医にアクセス可能な状態に開放しておくことも必要な施策であろう。

●キャリアの悩み

【症例】

新卒入社2年目のFさん（24歳、男性）は、人材派遣企業の新規事業開発室に新卒時から配属され、将来を嘱望される人材であった。頭脳明晰で仕事も早く、周囲の先輩社員も一目置く存在。企業の事業構造も良く理解し、今後の重点事業の見立てや、既存事業の切り離し、シナジー効果の高い社外事業との提携など、難易度の高い業務をそつなくこなしていた。

ある日の役員プレゼン当日の朝、Fさんにしては珍しく、10分ほど遅刻して現われた。やおら不機嫌な役員を前に、Fさんは無難にプレゼンを行ない、その場は事《こと》なきを得たように見えた。しかしそれ以降、大事な企画会議などにも続けて遅刻するようになり、直属の上司は、「お前、たるんでるんじゃないか?」と、何気なく声を掛けた。

その日を境に、無断欠勤が続き、慌《あわ》てた上司が人事担当者に相談した。上司や人事担当者からFさんに電話をするも、不在着信になるのみ。メールを送るも、まったく反応がなかった。Fさんの身を案じた人事担当者より産業医に相談が寄せられ、産業医は、Fさんの同僚にヒアリングを行なった。驚くことに同僚は、Fさんのパーソナリティをほとんど把握しておらず、プライベートな繋がりを持つ者はわずか1人しかいなかった。その繋《つな》がりを頼りに連絡を試みると、Ｆさんは反応を示し、産業医面談をＦさんの最寄り駅で行なうことに応じた。

後日、最寄り駅の喫茶店にて、Ｆさんと産業医の２名で話し合いの場が持たれた。始めこそ冷静に振る舞っていたＦさんだが、話が佳境に及ぶと沈黙が多くなった。口にする言葉をすぐに飲み込み、俯《うつむ》きがちとなり、大粒の涙を流し始めた。「言えないことが多いのかもしれませんね」と水を向けた産業医の言葉に、「ここ半年くらい、眠れない日が続いていました」、「東京で知り合いもいなくて……誰にも、何も相談できませんでした」、「必死で乗り越えても、一度も褒《ほ》められたことはなくて」と、振り絞るように言った。

産業医はＦさんの状況を察《さっ》し、Ｆさんの同意を得て、上司や同僚にありのままを伝えた。「まさかそんなに思い詰めていたなんて」と、みな一様に驚きの表情を浮かべた。その後、Ｆさんと上司、産業医の３者面談を設け、改めてＦさんの境遇を分かち合った。３週間の欠勤の後、職場に姿を現わしたＦさんを、同僚は快《こころよ》く迎え入れた。

入社5年目を迎えたFさんはたくましく成長し、後輩から何でも相談される兄貴分としての顔を持ちながら、優秀なプレイングマネジャーとして多忙な日々を送っている。

【産業医ができること】

人事担当者から相談を受け、同僚へのヒアリングを行なうまでに、時間は要しなかった。同僚以外にFさんと接点を持つ交友関係を想像しつつ、最悪の場合、Fさんの実家へと連絡することも選択肢として覚悟した。

幸いにも直接Fさんと会う機会を得ると、話の流れは作りつつ、Fさんの言葉にしっかりと耳を傾けた。力なく発せられたFさんの言葉を受け止め、産業医は適応障害（環境依存的な抑うつ状態）と診立てた。上司や同僚には、Fさんが孤立を深めていった経緯を共有し、立ち直るヒントを提示した。

【上司や同僚ができること】

抑うつ状態に至る要因としては、職場環境や人間関係に由来するものが圧倒的に多い。Ｆさんのように優秀であったり、その逆に、すぐには期待に応《こた》えられなかったりと、どちらにしても、「手の施《ほどこ》しように困るケース」に潜むことが多い。

Ｆさんの上司も同僚も、実際的には何も責《せ》めに値するような行動は取っておらず、無断欠勤や連絡の途絶《とぜつ》は、誰しも想定外だったはずである。産業医の仲立ちを受け、上司や同僚は、Ｆさんを温かく迎え入れ、その後は、積極的なコミュニケーションを取るようになった。

【症例を通じての気づき】

今回のケースでは、Ｆさんへのアプローチを産業医が主導したが、もちろん人事主導であっても問題はない。

産業医の診立ては適応障害であり、医療に繋げるよりも、Ｆさんにとってのストレス要因を積極的に取り除くことが最優先であると、判断した。環境問題や人間関係という、一朝一夕《いっちょういっせき》には構築の難しい要因であったが、周囲が作り上げていたFさんのイメージと、実際にFさんが置かれていた心細さの間には、相当程度の乖離があったため、アプローチの余地は十分にあると踏んだ。

ゆとり世代と言われる、忍耐弱さやストレス脆弱《ぜいじゃく》性を揶揄《やゆ》される世代には、どうしても厳《きび》しい視線が向けられがちであるが、彼・彼女らも、徒《いたずら》に自尊心が肥大しているわけではなく、むしろ、自立の仕方や周囲への頼り方などに大きな不安を抱えていることが多いように感じられる。

コミュニケーションの際に重要なのは、突き放しではなく、共感や賞賛である。しっかりとできていること、当たり前のようで着実な成果に対しては、「しっかりとできているね」、「素晴らしい成果だね」との、さりげない承認が欠かせない。そのことが、彼・彼女らの立場を作り、モチベーションを維持させ、協働《きょうどう》することの意味を見出《みいだ》すきっかけとなる。見た目の強さ（優秀さ、メンタルのタフさ、強面《こわもて》な顔立ちなど）

から、等身大の自分を受容されにくく、内心では、温かさや優しさ、心地よさなどを渇望しているケースは、思いのほか多い。

相手によって対応を変えるといった煩《わずら》わしさを離れて、上司はメンバーに、メンバーは同僚に、感謝と敬意に溢れた環境作りが求められる時代であると、強く感じている。

以上、6つのケースをご覧いただきました。

お気づきになられたかもしれませんが、これらの症例では、あえて人間関係のトラブルも取り入れながら紹介しています。その理由としては、メンタルヘルスの問題は、過重労働による不眠や疲労、上司からの厳しい叱責による罪悪感や無力感、同僚・顧客とのトラブルによる怒りや悲しみなど、さまざまな心的負荷を契機に発症・増悪することが多いからです。

そして、これらのストレスは、紹介したケースのように、疾患の発症にまで至らずとも、働く人々の心を削《けず》り、仕事のパフォーマンスに影響します。予防できることに越したことはありませんし、仮に問題が起きてしまったら早期発見・早期解決できる体制を整えておく必要があります。

しかし、そんなことは当たり前であり、この本を読まれる読者の皆さんには「耳にタコ」かもしれません。重要なのは、これらの問題に対する対策が、企業にとってどの程度優先すべき課題なのか、またどのように対策をするのが効率的なのか、ということです。次章以降では、そうした内容について、「健康経営」、「健康投資」というワードにフォーカスしながら解説していきます。

ちょっと一休み②　メンタル不調＝うつ病？

「仕事が辛くて、辞めようと思っています」――。

産業医として面談をしていると、このような悩みを吐露《とろ》される場面に遭遇することがあります。表情にも精彩を欠《か》き、気力の充実からもほど遠い状況に置かれている。そんな当該相談者を目《ま》の当たりにしたら、当事者はもちろん、経験の途上にある産業医の先生であればなおさら、思わず、「うつ病かもしれない」と判断してしまうような場面です。

さて、メンタル不調を抱え、明らかに弱りはて、目線も落としがちな相談者は皆、うつ病の診断で良いのでしょうか？

ここには、2つの意味で起こりがちな誤《あやま》りが潜《ひそ》んでいます。

1つは、「病名を診断してしまうこと」。

産業医は、相談者の置かれている状況を総合的に判断し、適切な措置を講《こう》じることが求められますが、実は、診断（と治療）を行なうことは、その要件にはないのです。診断と見立ての厳密な切り分けはなかなかに難しいことなのですが、正しい見立てに基《もと》づき、必要に応じて、速やかに医療機関へとコンサルテーションすることになります。

もう1つは、「メンタル不調＝うつ病」との、安易な見立てに陥っていること。

メンタル不調→抑うつ症状が顕著→うつ病と考えたいところですが、うつ病の診断は、実はそこまで単純ではありません。抑うつ的な症状を引き起こす疾患を挙げれば、うつ病のみに限らず、適応障害、躁《そう》うつ病、パーソナリティ障害や発達障害の二次障害、服薬している薬物や他疾患の治療に伴う副作用、脳器質異常によるもの、認知症の先行症状など、鑑別《かんべつ》すべき疾患は数多くあるのです。

うつ病とやみくもに診断してしまうことは、二重の意味で控《ひか》えるべきであるということが、ここまでの話からおわかりいただけたのではないでしょうか。それでは、このような場面で考えるべきこととは、いったいどんなものか。「ビジネスパーソンに生じたメンタル問題である」という大前提を思い返していただき、適切な対処法を考えてみたいと思います。

まずは、相談者の年次が若くないか。または、転職してまもない状況にないかどうか、に着目しましょう。

丁寧に話を拾うことで、社会人としての自信が確立できていないことが、相談者の不全の原因と思われるケースは少なくありません。「転職者であれば、それなりの経験を積んでいるのでは？」といった疑問もあるでしょう。

しかし、私が産業医として向きあっている現状では、前職から逃れてきたタイプの方や、若くして転職を繰《く》り返しているような方も散見されるように感じています。そのような方は、新入社員の方と同様に、働くスタンスのようなものが確立されておらず、似たような傾向を示すことが多いのです。

この場合、うつ病ではなく、「成長痛」と捉えると、相互理解が深まるケースが多いように思います。「社会人としての成長痛」が原因で「仕事が辛い」のであれば、医療機関に繋ぐことで、相談者の症状は疾患名にマスクされ（覆《おお》い隠され）、対応はより複雑化することでしょう。誤った対応により、相談者の真の成長を阻害することになりかねません。経験値の低さゆえに自信を持てていない、と判断した場合は、特に困っている事項に配慮することもありますが、経過観察が妥当なケースも実は多いのです。

ただし、次回以降の産業医面談の設定や、直属の上司への情報共有は行なっておいたほうがよいでしょう。大切なのは、「あなたの成長を楽しみに、温かく見守っているよ」というメッセージを示すこと。相談者にとっては、これが最良の処方箋となるのです。

次に、うつ病と適応障害を、選《え》り分けて考えることです。適応障害とは、強いストレスの後に起こる抑うつ反応のことであり、実はこの2つを見分けるのは、精神科のドクターでも容易なことではなく、ひじょうに判断に難渋するポイントでもあります。

うつ病も適応障害も、共に似たような臨床症状を示しますが、薬物療法の適応や回復曲線の描き方など、多くの点でまったく異なります。それゆえ、同じようなアプローチは禁物です。逆に言えば、初動で両者を適切に峻《しゅんべつ》別することで、相談者の速やかな職場復帰、メンタル不調からからの回復を助けます。それでは、どのように両者を峻別すれば良いのでしょうか？

ここでは、以下の3要素に着目してみましょう。（コラム「ちょっと一休み①」を参照）

・勤務状況（超過勤務に陥っていないか？）

・やり甲斐（仕事にやり甲斐を感じているか？）
・周囲の援助（サポーティブな環境かどうか？）

1つでも思い当たる阻害要因があれば、「それ（ら）を改善することで、相談者のメンタルに好影響が及ぶか」を想像してみてください。該当する要因を緩和してあげることで改善の兆《きざ》しが認められるようであれば、私はそれを、「適応障害」と考えて行動するようにしています。

一方で、該当する要因を緩和したとしても、相談者の「心の水位」が上昇する見込みが薄いようであれば、それは、「うつ病」と考えるべきかもしれません。速やかに医療機関に繋ぎ、メンタルの回復をじっくりと見守る（うつ病の診断になり、休職の必要性が出てくることを覚悟する）ことが必要です。

心の水位を見定めること。ここの見極めが肝要ですが、けっして容易なことではありません。しかし、産業医としての経験を重ねていくことで、適切な判断軸を必ず持ち得るものであると、私は確信しています。

第3章

健康経営の重要性

健康経営とは

ここまで見てきたように、企業や従業員にとってメンタルヘルスの改善は重要な課題です。従業員がメンタルヘルス不調になると、業務における生産性の低下が生《しょう》じるだけでなく、休職・離職といった結果に繋がりかねません。

また、適切な対応ができないと、辞めた従業員がSNSや口コミを通して、企業の評判を悪化させるリスクなどもあります。企業は従業員のメンタルヘルス不調を予防すること、そして不調者の早期発見と十分なケアを行なっていくことが必要なのです。

たとえば、企業が働き方や人事配置などの配慮を行なうことや、福利厚生を充実させることで従業員のストレスを軽減させることで、メンタルヘルス不調のリスクを下げることができます。また、企業の中で不調者を早期発見する仕組みや、不調者に対応できる体制が社内に十分できていれば、重症化を防ぐだけでなく、逆に従業員から企業への信頼を勝ち得ることも可能です。このような対策を、企業の実情に合わせて実施していくことが望ましいといえます。

しかし、企業にとってこうした施策は「コスト」としてみなされ、軽視されがちです。そこで、そうした施策を進める上での推進剤として紹介したいのが、「健康経営」という考え方です（「健康経営」はＮＰＯ法人健康経営研究会の登録商標）。

健康経営とは、経済産業省ＨＰの「健康経営の推進について」という資料によると、「従業員の健康保持・増進の取組が、将来的に収益性等を高める投資であるとの考えの下《もと》、健康管理を経営的視点から考え、戦略的に実践すること」とされています。

昨今、このような考えの下、従業員を健康にするための取り組みが、企業にとっての「投資」であり、「利益」を向上させるもの、として推奨されています。この考え方を根拠とすれば、社内でメンタルヘルス対策が進めやすくなるでしょう。

しかし、そんな都合のいいことが本当に可能なのでしょうか。そもそも、健康経営とはどういう考え方で、なぜこんなに流行《はや》っているのか。本章では、そうした健康経営という考え方について丁寧に解説し、その有効性について紹介していきたいと思います。

本書の読者の中には、「健康経営が良いことはもう十分勉強しているから、自分の企業で具体的に何をしたらいいか早く教えてくれ」という方が、いらっしゃるかもしれません。その場合は、第4章、第5章へとお進みください。

健康経営の歴史

まず、健康経営の歴史を見てみます。健康経営という概念は、1992年にアメリカの心理学者であるロバート・ローゼン博士が、実際の企業の分析に基《もと》づき、組織や仕事から発生するストレスを克服することで個人の健康増進と業績向上の両方を図ることができると主張し、それを〝ヘルシー・カンパニー〟という形で提唱したことが始まりとされています。

その後、1996年より、「産業医学と環境医学の委員会」が「優良健康経営表彰企業」の顕彰を毎年行なうようになるなど、同時期よりアメリカにおいて企業の健康経営への取組がポジティブな形で一般に認知されるようになっていきました。

そして、2011年に、ジョンソン&ジョンソン社が「グループ内の世界250社の従業員約11万人に対して行なった健康投資1ドルに対して、生産性の向上、医療コスト削減、モチベーション向上、リクルート効果、企業イメージ向上などの投資リターンが3ドル分あった」という試算を発表し、健康経営が経営戦略として有効であるという認識が広く一般化していきました。この1ドルの投資で3ドルのリターンがあるという試算は、経済産業省の資料などでもよく登場しています。

このように、健康経営の考え方はアメリカで生まれた、と見られています。アメリカでこうした考えが普及した理由については、アメリカには公的医療保険がないことから、従業員の医療費負担による経営への影響が大きいことなどが、背景にあったようです。

日本において健康経営が普及し始めたのは、２０００年代に入ってからと見られています。２００6年にＮＰＯ法人健康経営研究会が設立されており、２００7年には日本経済団体連合会（経団連）が、従業員の健康増進に向けた諸方策と、企業経営に与える影響に関して検討する「健康投資と企業経営に関する分科会」を、設置しています。

政府として健康経営論に最初に注目したのは経済産業省で、２００7年に「健康資本増進グランドデザイン研究会」を設置し、企業の健康増進への取組を促《うなが》す仕組みについて検討を行なっています。

経済産業省が健康経営論に着目した理由としては、当時、産業構造課の課員であった守山宏道《もりやまひろみち》氏が経済産業研究所のＨＰに寄稿したコラム「健康会計・健康経営の実現・普及に向けて」（２００8年4月22日）によれば、企業間競争や雇用環境が厳しさを増す中で、職場における「心の病《やまい》」による生産性低下が起きていることや、２００8年度から40歳以上の全国民を対象に生活習慣病対策が本格実施される時期であったことも踏まえて、企業の持続的成長、安定的経済成長を図っていく上で、健康に配慮した経営、健康資本増進が必要であるという考えからであったようです。

その後、国内で健康経営という言葉が一般に認知されるようになったのは、２０１４年頃からと見られています。その背景としては、２０１４年６月に閣議決定された「日本再興戦略改訂２０１４―未来への挑戦―」において「健康経営に取り組む企業が、自らの取組を評価し、優れた企業が社会で評価される枠組み等を構築することにより、健康投資の促進が図られるよう、関係省庁において年度内に所要の措置を講ずる」という文言が入り、安倍《あべ》政権の重要政策として本格的に取り上げられ始めたことがあります。

実際、同時期の行政の動きを見ると、経済産業省が２０１４年10月に健康経営に関するガイドブックを作成、２０１５年３月には東京取引証券所と合同で従業員の健康作りに取り組む企業を認定する「健康経営銘柄」を公表するなど積極的な政策展開を見せており、こうした集中的な取組が一般への認知を押し上げたと見られます。

以上より、1990年代にアメリカで生まれた健康経営論は、日本において2000年代頃から産業界や行政において注目されるようになり、2014年頃から経済産業省を中心とした政策展開が活発になるのと合わせて一般的な認知度が向上した、と整理することができます。

これを見ると、アメリカでは民間の側から広まっていき、一方、日本では経済団体や行政といった、上からの啓蒙によって一般に広まったと見ることができます。こうした日本における健康経営論の受容における特徴が、日本における健康経営論に包含される要素についても影響していると見られます。

日本の健康経営論

ここまで見てきたように、日本における健康経営論は、現場からのボトムアップではなく、産業界や行政からのトップダウンによって普及されてきています。

こうした受容過程を経《へ》ているせいか、「健康経営」と聞くと「意識の高い人がやっている流行り物」や「お上の言うきれいごと」のように捉《とら》えたりして、拒否感を持っている人も少なくないように思います。その背景には、健康経営が含んでいる要素が多岐にわたり、わかりづらいものになっていることがあると思います。

ローゼン博士が最初に主張した健康経営論は、心理学的観点から出発したものでした。

しかし、現在、日本で展開されている健康経営論は、一企業の経営管理を超えたさまざまな要素を含んでおり、全体像が把握しづらくなっています。健康経営をやろうと思ったとしても、どのような効果が期待できるのかを、ある程度理解し、説明できなければ社内の意思決定者を説得することができません。

ここでは、健康経営をよく理解するために、現在日本で展開されている健康経営論につき、要素分解を行ない、企業にとってどのような意味を持つかを整理します。

① 生産性の向上

健康経営の効果として最も認知されているのが、生産性の向上です。

生産性、と一口に言ってもさまざまな指標があるところですが、健康経営における生産性の指標としては、アブセンティーイズムとプレゼンティーイズムが代表的です。

アブセンティーイズムとは、体調不良などによる欠勤、あるいは長期休業などを意味しており、プレゼンティーイズムとは、何らかの疾患や症状を抱えたまま出勤することにより業務の効率が低下している状態のことを意味します。

東京大学健康経営研究ユニットが公表している「健康経営評価指標の策定・活用事業　成果報告書」によれば、国内の企業を対象とした研究で、企業の健康関連コストのうち、アブセンティーイズムが5％程度、プレゼンティーイズムが80％程度を占めていることが報告されています。同調査の中では、医療費が10％程度、傷病《しょうびょう》手当金や労災給付金も数％程度になっており、これらのコストよりも生産性の低下による損失が大きい、ということを初めて聞くと、驚かれる方も多いところです。

アブセンティーイズムとプレゼンティーイズムを解消することで、企業の健康関連コストの大部分を抑制し、従業員が働きやすい環境を作ることが、健康経営の最大の目標の一つであるといえます。

② 従業員の活力向上

健康経営による効果として、従業員の活力の向上も挙《あ》げられます。

たとえば、従業員の企業に対する満足度や、仕事に対するモチベーションの向上などがそれにあたります。健康経営によって、企業の福利厚生に対する満足感を感じることや、従業員の健康が向上したことにより日々の満足感や仕事への集中力が上昇するなど、従業員個人にとってさまざまな効果をもたらし得ると考えられています。

また、これらが影響する指標として、従業員の離職率もあります。健康問題が存在せず、従業員の満足度や仕事に対するモチベーションが高ければ離職に至る割合が低いと考えられるからです。このため、従業員の離職防止対策の一つとして、健康経営に取り組むことも有用であると思われます。

③　企業の業績・外部評価の向上

健康経営によってもたらされる効果として、企業の業績や外部評価の向上が挙げられます。

業績の向上は、従業員の生産性向上、離職率低下など、そのすべての帰結として目指すべき目標であるといえます。そして外部評価の向上は、業績の向上によっても達成されうる結果でもありますが、健康経営に取り組むこと自体によっても得られることができます。

たとえば、従業員の健康に配慮する企業、ということでいえば、いわゆる「ホワイト企業」として見られ、求職者に対するアピールに繋がります。また、「ブラック企業」であるとみなされることは、企業のイメージを下げるリスクも有していることも鑑《かんが》みれば、健康経営を通して従業員を大事にする経営を行なうことによって、消費者が持つイメージを維持・向上させることに繋がるといえます。

また、昨今では「ＥＳＧ」や「ＳＤＧｓ」の分野でも、健康経営は注目されています。

ＥＳＧとは、Environmental（環境）、Social（社会）、Governance（企業統治）について配慮を行なっていない企業は投資対象としてリスクであり、これらに配慮した企業に投資するという、投資家などの間で広まってきているコンセプトです。国際ワーカーズキャピタル委員会が作成したSocialにあたる部分のガイドラインには、従業員の労働安全衛生も含まれているため、健康経営による従業員の健康を改善することも、ＥＳＧの対象であり、投資家へのアピール材料になります。

また、ＳＤＧｓとは、Sustainable Development Goals（持続可能な開発目標）を意味し、国連加盟１９３カ国が２０１６年から２０３０年の15年間で達成するために掲《かか》げた目標として、国連サミットで採択されたものです。ＳＤＧｓには17の目標が掲げられていますが、その中の「3　すべての人に健康と福祉を」や「8　働きがいも経済成長も」は、健康経営にも繫がるものとなっています。そのため、自社のＳＤＧｓに対する取組として健康経営への取組を紹介することで、投資家や消費者からの評価に繫げることができるといえます。

④　**産業保健の推進**

厚生労働省所管の独立行政法人である労働者健康安全機構は、産業医、衛生管理者などの産業保健関係者を支援することや、事業主等に対し職場の健康管理への啓発を行なうことを目的として、全国47の都道府県に産業保健総合支援センターを設置しています。

昨今では、これら産業保健総合支援センターによる健康経営に関する啓発活動も盛んに行なわれるようになっており、産業保健領域における健康経営への関心も高まっています。

健康とか医療の話なのだから厚生労働省が取り組むのは当たり前だろう、と思われるかもしれませんが、実は、産業保健を担当するのは厚生労働省の中でも旧労働省系の部局であり、健康や医療を担当する旧厚生省系とは異なるため、少々文脈が異なります。

旧労働省系は、労災を防止するといった労働政策の文脈で労働安全衛生法という法律を所管しており、この法律では、産業保健スタッフの選任やストレス・チェックなどの実施などを各企業に義務付けています。しかしながら、企業の側から見れば、これらの法令遵守はコストでもあり、なるべくなら避けて通りたい、最低限で済ませたい、と考えがちです。

そうしたこともあってか、行政による啓発や労働基準監督署による行政指導などがあるにもかかわらず、労働安全衛生法で義務付けられている事項について、未実施となっている企業が少なくないのが現状です。そこで、健康経営という文脈に乗っかることで、これまでコストだと思われていた産業保健体制の整備が、実は経営に資《し》する投資に成り得る、というロジックで啓発ができるため、産業保健機関が労働政策の一環として健康経営論を推進するようになったと見られます。

実際のところ、産業保健の充実は、健康経営を実現する上では必須となってくるため、このような啓発は健康経営の推進にとっては有用であると思われます。企業側にとっても、単に法定事項の遵守だけを訴えるよりも、健康経営の文脈に乗っかるほうが、社内の環境改善について進めやすくなると思われます。

しかし、単に外形的に法定基準を遵守しているだけで、産業医が判子《はんこ》を押すだけで企業や従業員のことをまったく把握していなかったり、面談が形骸化していたりでは、健康経営どころか、産業保健体制としても不十分です。産業保健体制をうまく回し、健康経営へと繋げていくためには、第4章で述べるようなさまざまな工夫も必要になってくるでしょう。

⑤　疾病予防と健康寿命の延長

経済産業省のＨＰに掲載されている「健康経営の推進について」という資料の中では、社会への効果として「国民の健康寿命の延伸」や「国民のＱＯＬ（生活の質）の向上」という言葉が登場しており、また２０１９年に厚生労働省より示された「健康寿命延伸プラン」の中にも、健康経営というワードが含まれています。

これは、健康経営により、従業員のメンタルヘルスや生活習慣を改善することで、疾病予防やＱＯＬの向上、ひいては健康寿命の延長を目指すという健康政策、医療政策的な観点ということになります。

従業員一人一人が健康で、長生きしてくれることは、個人の幸福度を向上させることはもちろん、先に述べた生産性の向上にも繫がるため、企業側にとっても当然メリットしかありません。

しかし、真に疾病予防を実現するためには、産業保健体制を整備して早期発見・重症化予防に取り組むだけではなく、労働負荷の改善や適切な福利厚生の提供など、他社よりも一歩先を行った対策が求められます。第4章以降で詳しく説明する「健康投資」によって、各企業に合った取組を検討していく必要があります。

⑥　新産業の創出

前出の経済産業省の資料においては、社会への効果として「新産業の創出」や「ヘルスケア産業創出」という言葉が登場しています。これは、一企業の健康経営とはまったく関係のない話のように思われますが、そもそもなぜ経済産業省が健康経営に力を入れているのか、という話にも繋がってきます。

経済産業省の中で、健康経営を担当しているのは「ヘルスケア産業課」という組織になります。この組織の主な担当業務を規定する法令を調べてみると、経済産業省組織令第88条第1号において「経済産業省の所掌に係るヘルスケア産業（健康の保持及び増進に資する商品の生産若しくは販売又は役務の提供を行なう産業）の発達、改善及び調整に関すること（以下略）」と規定されています。

これは、ヘルスケア産業課の主な業務は、ヘルスケア産業の発達などにあることを意味しています。すなわち、経済産業省としては、健康保持・増進に関連する需要を増やし、ヘルスケア産業全体の発達に繋げる、という産業政策の文脈の下に、健康経営を推進していると説明することができます。経済産業省は、このように、産業の振興のために自らその需要を作るような企画を打ったりするなど、新しいアクションを多く起こせるのが強みの官庁であり、健康経営もその一環として見ることができるでしょう。

そして、世界の先進国の中でも高齢化が進み、国民皆保険などにより高いレベルの医療が広がり、人々の健康意識も高い日本は、海外と比較してヘルスケア産業が成長しやすい環境にあり、今後、国際競争の中において、日本の主力産業になっていく可能性を秘めています。

そうした観点から、政府全体としてもヘルスケア産業を支援する流れができてきており、健康経営などの取組も広く注目を集めるようになってきている、といえます。

しかし、一企業として自社の健康経営を考えようという立場からすると、健康経営に関する政策の中にこのような意図が含まれていることはわかりづらく、混乱するかもしれません。

多くの一般企業からしてみれば、基本的には自社の健康経営を実現することが第一なので、このような論点に引っ張られすぎる必要はありませんが、健康・医療に関する企業やヘルスケア関係の新規事業を検討している企業にとっては、このような政策の機運があることはまさにビジネスチャンスであるため、行政の動きをフォローしておく必要があるといえるでしょう。

⑦ 医療費の抑制

前出の経済産業省の資料では、社会への効果として「あるべき国民医療費の実現」という言葉が登場しています。

先に述べたように、健康経営が実現できれば、疾病の予防の効果が期待できます。

それにより、医療や介護にアクセスする機会が減るとすれば、医療費や介護費の抑制が期待でき、健康経営を実現する企業が増えれば、国全体として医療費・介護費の抑制ができる、というロジックになります。

これは、一企業の話というよりは、国全体の話になるため、行政側の視点が強く表われた文脈と見ることができます。紙幅の都合上、医療費に関する細かい議論については割愛させていただきますが、医療費の問題というのは今後長期にわたって解決していかなければならない問題であるため、このような文脈に包含されているという限りにおいては、健康経営を後押ししようとする行政の姿勢も当面続いていくものと思われます。

一企業の側として見た時には、国全体の医療費の話、というのはあまり想像がつかない遠い話かもしれません。しかし、たとえば、企業で独自の健康保険組合を運営しているような大きな企業や同種同業の企業グループにとっては、医療費が減ることで、健康保険組合の財政が改善し、企業側の負担や、従業員の保険料負担が安くなるという効果が期待できます。

また、従業員の医療費に対し、何らかの補助を出すような制度を採用している企業にとっても、健康経営により医療にかかる従業員の数が減れば、自社の負担を減らすことができるという点では良いかもしれません。

健康経営の効果

ここまで見てきたように、一企業にとって健康経営はさまざまな点で有用であり、各企業の実情に合わせて取り組んでいくことが望ましいといえます。しかし、実際に企業として取り組もうという時に、「本当に効果があるのか」という点まで説明できなければ、社内の会議や稟議の時点で躓《つまず》いてしまいます。

ここでは、健康経営の各要素のうち、実際に検証されている部分について紹介していきたいと思います。

①　生産性について

従業員個人の生産性を見る指標として、アブセンティーイズムやプレゼンティーイズムが挙げられる、と説明しました。

これらの指標、特にプレゼンティーイズムのような内的な要因は、効果が外から見えづらいため、従業員一人一人へアンケートなどで調査を行なうなどの方法を取る必要があり、まだ健康経営の前後でどう変化したかというところについては、研究が進められているところです。

しかし、健康と生産性の関係については、すでに多くの研究が報告されています。たとえば、アメリカのポートランド州立大学のボールズらは、運動不足、高ストレス、生活習慣病、喫煙・飲酒などの従業員個人の健康リスクが増加すればするほど、アブセンティーイズム、プレゼンティーイズムが上昇することを報告しています。

また、日本においても、前出の東京大学健康経営研究ユニットによる研究によれば、主観的健康感、生活満足度、仕事満足度、ストレスなどの心理的リスクが高いほど、プレゼンティーイズム損失が高くなったという相関関係が見られたことを報告しています。これらを見るに、健康経営を通して従業員一人一人の健康リスクを減らすことで、生産性の向上が期待できると考えられます。

② 従業員の活力向上

健康経営による従業員の活力向上という点で、従業員のモチベーション上昇や、離職率の低下が期待できると紹介しました。

モチベーションについては、一般社団法人である「人と組織の活性化研究会」が経営学の研究者を中心に行なった調査によると、共通の健康経営施策を取り入れた13社の従業員715名のデータを分析し、施策の実施後で、モチベーション、組織コミットメント（企業に対する愛着・忠誠心）、ネットワーキングなどの項目について有意な上昇を認めた、という結果を公表しています。

また、離職率については、経済産業省が「第1回『健康投資の見える化』検討委員会」において公表した資料によれば、離職率の全国平均が11・6％であるのに対し、健康経営優良法人という優良な健康経営を実践している企業として認定を受けている企業においては3・8％、健康経営銘柄という健康経営において優れた上場企業として認定を受けている企業においては2・7％であったとしています。

これらによれば、健康経営の効果として、モチベーションの上昇や企業に対する満足度などが上がる効果が期待できること、またそうした効果などの結果として離職率の低下も期待できる、と考えられます。

③　企業の業績・外部評価の向上

健康経営によって実際に企業の業績が向上する、という点についてはすでに多くの報告がなされており、前出の経済産業省の「第1回『健康投資の見える化』検討委員会」において提出された資料などで紹介されています。

たとえば、日本経済新聞社と日本経済研究センターが共同で運営し、学識経験者等が参画する「スマートワーク経営研究会」が、健康経営を含む働き方改革に関する施策と企業の利益率との関係を検証したところ、施策の実施のすこし後に利益率の上昇が見られた結果を報告しています。また、経済産業研究所の研究プロジェクトでは、8128社のパネルデータを分析したところ、メンタルヘルス休職者比率の上昇した企業は、それ以外の企業に比べて、利益率の落ち込みが大きいことを示しています。

その他、ニッセイ基礎研究所の調査では、大企業だけでなく、中堅・中小企業においても、従業員の健康保持・増進への関心が高まっている企業や、取り組みを多く実施している企業など、従業員の健康増進に関する取組が前向きな企業で業績が良い傾向があることを報告しています。これらより、健康経営への取組が、利益率の向上や、低下の防止、という形で企業の業績向上に有益であると考えられます。

また、外部からの評価という点においても、経済産業省が就活生と就職を控《ひか》えた学生を持つ親に対して行なったアンケート調査によれば、就活生は「福利厚生の充実度」、「従業員の健康や働き方への配慮」との回答が4割を超え、親では「従業員の健康や働き方への配慮」、「雇用の安定」が4割以上を占める結果となったと発表しています。

この結果より、健康経営に取り組むことが、求職者や、その家族なども含めた一般消費者に対して良いイメージを与えられることを示しています。

これらの結果から見るに、健康経営によるメリットは、さまざまな形で実証されていることがわかります。

健康経営への取り組み方

ここまで、健康経営とは何なのか、本当に効果があるのか、という点について整理してきました。

日本の健康経営論は、行政の意図などもあり、さまざまな要素を包含していてわかりづらくなっている部分もありますが、一企業にとって有用な点も少なからず含まれており、その効果も実証されています。前章までに述べてきたように、健康経営を通して従業員のメンタルヘルスの改善や疾病予防を行なうことは、単なる企業にとってのコストではなく、経営面でプラスの効果を生み出す経営戦略となりえることを確認してきました。

それでは、健康経営には実際にどのように取り組むのがよいでしょうか。

健康経営はさまざまな良い効果があるのですが、どうしても「予防」が主体となり短期的な効果が見えづらいこともあるため、社内におけるベンチマークを設けるのが難しいという声を、よく聞きます。そこで、健康経営をスムーズに実現していく上で優先すべき順位について解説します。

① 外部基準のクリアを目指す。

健康経営を進める上で、第一にするべきことは、労働安全衛生法が義務として定める産業保健体制の整備を行なうことです。いくら健康に気をつけていると主張したとしても、法的な義務が守られていなければ、労働基準監督署的にはアウトです。そのため、産業医や衛生管理者の選任、定期的な巡視の実施、衛生委員会の開催と記録など、まずは法律上の義務をクリアできているか、からスタートするべきでしょう。

法的な義務をクリアした場合、次の目標としては、「健康経営優良法人」の取得を目指すのがよいと思われます。

これは、健康経営に取り組む企業に対する顕彰制度として、最も有名なもので、経済産業省も深く関わっているものです。取得には、１：経営理念、２：組織体制、３：制度・施策実行、４：評価・改善、５：法令遵守・リスクマネジメント、と５つの基準をクリアする必要があり、この取得を目指すことで、自然と社内における健康経営を行なう上で必要な体制整備や、担当者の知識向上、施策の実行に繋げることができます。そして、社内的には「健康経営優良法人」として認定を受けるというベンチマークの設定にもなり、取得の暁《あかつき》には、健康経営を積極的に推進していると対外的にアピールすることができます。

このように、健康経営を進めていく上では、まずこうした内外から見てわかりやすい目標と成果を作っていくことが有用であると思われます。

この認定以外にも、厚生労働省が認定する「安全衛生優良企業」や、健保組合などが認定する「健康優良企業」、自治体独自の認定など、ベンチマークや成果となるべき指標は数多くありますので、企業の実情に合わせてそれらの取得を目指していくことが望ましい、と考えられます。

② 社内の産業保健体制をブラッシュアップする

法的義務を満たし、さまざまな指標の基準をクリアする中で、社内における担当者の明確化や、必要な人員の配置ということができてくるかと思われます。そうなった段階で次に目指すべきことは、配置された担当者や、開催する衛生委員会を有効に機能させていくことです。

先にも述べたように、産業医や衛生管理者を選任したとしても名前だけで実態上の活動がほとんどない、衛生委員会も開催してはいるが議題なしで即終了、というように、外見だけ整えて中身が伴わないような状態であれば、当然ながら健康経営を実現することは困難ですし、担当者の士気も上がりません。

どちらにしろ、産業保健スタッフの配備や衛生委員会の開催を行なわなければならないことは法律上で決められているのですから、彼らを遊ばせておくのはもったいないといえます。同じ給与を払うのであれば、社内の健康経営実現のために積極的な取組をしてくれる人を選んだほうがいいでしょう。

では実際に、どのようにすれば、社内の産業保健体制を有効に機能させていくことができるのか。この点については、第４章で、メンタルヘルス面を中心に、具体的に紹介していきます。

③　プラスアルファの健康投資に取り組む

ここまで述べてきたような有効に機能する社内の体制整備ができた場合、次にすべきことは、さらにそこからプラスアルファの取組を進めていくことです。健康経営は従業員のメンタルヘルス改善や疾病予防の意味で重要ですが、さらにそこを一歩進めて、社内の活性化に繋げていくことで業績向上に結びつきます。

そして、健康経営に取り組むことで、求職者や消費者、投資家などの外部に対するアピールに繋げていくためには、他社も行なっているような最低基準の取組だけでは不十分であり、さらにもう一歩、進んだ取組を行なっていく必要があります。とはいえ、健康経営という名目ならなんでもいいわけではなく、実際に効果が期待できることや、外部に対してアピールしやすい要素として、わかりやすさや話題性なども有しているとよいでしょう。

こうした健康経営のための投資、健康投資として、どういうことを行なっていくのがいいのか。これについては、第5章で紹介していきます。

ちょっと一休み③　ビジネスパーソンのためのレジリエンス

ストレスを考える上で、最近よく耳にする用語に、「レジリエンス（resilience）」というものがあります。

「精神的回復力」、「復元力」、「耐久力」などと訳されますが、元々は心理学において、「逆境や不利な状況下において、自身を律し、適応する能力」のことを指します。

これらを踏まえ、私はこの言葉を、「しなやかに戻る力」というように捉えています。

ストレス社会といわれて久しいですが、現実的にストレスをゼロにすることはできません。

終身雇用は破綻《はたん》し、ストレスの要因も変化しつつある現代において、仕事の難易度も確実に高くなっています。

旧態依然《きゅうたいいぜん》としてはいられない。

変化の大きい環境下で、ビジネスパーソンは新しいことを学んでいかなければならない。

身に受けるストレスも、必然的に増大していきます。

そんな時代を生き抜く知恵として、レジリエンスの概念は、大きな意味を持ちます。

ストレスからただ逃れるのではなく、しなやかに受け止め、有意な「気づき」に転化させつつ、ダメージを残さない絶妙なさじ加減で、跳《は》ね返す。

この一連の作業をレジリエンスと呼び、レジリエンスが高まると、精神疾患にかかるリスクも低減すると、精神医療の世界では考えられています。

意外に思われるかもしれませんが、そもそも、ストレス自体は、完全な悪というわけではありません。

ある研究によれば、幸福ホルモンと呼ばれているオキシトシンも、実はストレスを受けることでも分泌されることがわかってきています。

ある程度のストレスは、意味のある人生を送るためには、あってもよいのです。

では、どうすればレジリエンスを高めることができるのでしょうか？

大きくは、２つの観点で捉えるとわかりやすいかもしれません。

メンタルの観点、そして、キャリアの観点です。

メンタルの観点では、ストレスの受け止め方を工夫してみること。すなわち、ストレスを悪者にしすぎないことが大切です。

ストレスに対し、最初から「嫌だ」、「逃げたい」と思ってしまうと、その感覚そのものがストレスになってしまいます。

そうではなく、好意的に受け止めてみる。

たとえば、自分がしたいことをしているという感性を持ち、自分の成長に繫がっているると信じ、それを乗り越える仲間がいるという実感を意識すると、ストレスは受容しやすくなります。

結果として、オキシトシンも適切に分泌され、充実感や成長実感に繫がっていくのです。

ストレスを好意的に受け止めると一言でいっても、ストレスのかかる場面でそれを実践するのは、容易なことではないかもしれません。

ここで大きな役割を果たす考え方のフレームに、「メタ認知」が挙《あ》げられます。

その方法論については関係書に譲りますが、要は、自分自身を客観的に見つめる能力を上げること。

物事を多面的に見る力を養うことだと思っていただければよいと思います。

一面的に見ていたら、すごく嫌な印象を持ったり、とっつきにくかったりするものも、別の角度から見たら、愛《いと》おしかったり、案外、笑っちゃったりするものです。

あるいは、拡大したり、俯瞰したりしてみる。

写真だって、ある部分にフォーカスして眺めるのと、全体を眺めるのとでは、解釈や情報が変わってきます。

または、意識的に情報感度を落として、対象を鈍感に捉えてみるのもよいでしょう。

つまり、「事象そのものは変えられないけど、解釈は変えられる」ということです。染み付いたパターンで自動思考するのではなく、ある程度、自分に都合よく解釈してしまってよいのです。

一方、キャリアの観点では、キャリアの作り方を工夫して、仕事の変化に対する適応能力を上げることが大切です。

1つのスキルだけをひたすら磨いていくことは、変化の大きい環境の中ではリスクも伴います。

普段から、新しい仕事を意識する、別の仕事に関心を抱く、マルチタスクを行なってみるなどの、変化への柔軟性を高めることが重要になってきます。

変化のない仕事に、愚直に打ち込むことだけが美徳にはなりにくい時代だからこそ、自分で自分を磨き、助けることが求められます。

働く環境を変えてみる、たとえば、海外で仕事をしてみる、新しい勉強を始める、副業をしてみる。

思い切って仕事自体を変えてみるなどの経験は、キャリアのレジリエンスを高めることに繋がるでしょう。

これら2つの観点でのレジリエンスを意識することで、ビジネスパーソンのレジリエンスは飛躍的に高まることでしょう。

たとえるなら、レジリエンスの獲得過程も、一種の筋トレのようなものです。メンタルの柔軟性を養い、キャリアの自由度を上げるために、ストレス自体を不断に負荷とすることで、それぞれの形のストレス耐性を獲得していただければと思います。

第4章
メンタルヘルス問題の予防と対応のためのエッセンス

産業保健体制の整備を

本章では、企業のメンタルヘルス問題に関わる体制作りや具体的な予防・対応方法について述べていきます。

メンタルヘルス問題は要因が多岐にわたり、複雑なことが多いため、対応業務が属人的になり、担当者の労力が大きくなる傾向があります。なかにはトラブルに発展してしまうケースも少なくないですが、工夫によって労力を削減したり、トラブル発展を予防したりすることができます。

そのためには、形ばかりの対応ではなく、実情に見合った戦略的な体制作りが大事です。戦略的な体制とは、安全衛生委員会を中心として各種マニュアルやフローを整備し、各部署が連携してPDCAサイクル（Plan→Do→Check→Actのサイクルを繰り返す）を潤滑に回していくことができる非属人的な仕組みのことです。その体制のなかでさまざまな予防・対応方法を活用していくことが、有効な対応策になります。

こうした体制における専門家は産業医ですが、あまりに産業医に頼りすぎて完全依存してしまっては、産業医にかかるコストが膨《ふく》れ上がってしまいます。そこで、社内の産業保健体制をきちんと作っておくことで効率よく産業医を活用することができ、費用対効果を上げることができます。そしてこういった体制作りにこそ、産業保健の専門家である労働衛生コンサルタントや、経験豊富な産業医を活用してみてください。

コンプライアンス遵守を超えた体制の戦略的整備とは？

企業が遵守《じゅんしゅ》すべきコンプライアンスの最低限のものは、法令でしょう。では皆さんは、産業保健に関《かか》わる法令等がどのくらいあるか、ご存知ですか？　そのうちメンタルヘルスに関わる法令等がどのくらいあるかは、ご存知でしょうか？

本書は法律を丸暗記するためのものではないので、詳しい条文などは省略しますが、まず産業保健に関わる法令は「労働安全衛生法」を基本として、「じん肺法」や

「作業環境測定法」などの法律や各種の政令・省令・告示などがあります。ざっと数えると30は下らないでしょう。

では、このうちメンタルヘルスに関わるものは何でしょうか？　直接関わるものといえば、まず頭に浮かぶものはストレス・チェックを規定した労働安全衛生法や労働安全衛生法施行令でしょう。間接的には、長時間労働者を対象とした面談を規定したものなどもあります。これらの法令に規定されているものは、当然遵守していくべきです。

しかし法令だけを坦々とこなしていればメンタルヘルス問題は予防でき、また問題への対応を十分に行なえるでしょうか？

答えはＮＯです。

なぜなら法令の文章は必要最低限の取り決めを規定している場合が多く、努力規定にとどまるものがあったり、活用方法までは規定されたりしないのが通常です。あまりに細かく規定してしまうと、柔軟性に欠けてしまうからです。

たとえば常時50人以上の従業員が従事する事業所は、ストレス・チェックの実施は義務となります。しかし、これらの結果を集団ごとにストレスの傾向などにまとめた集団分析は、努力義務となり、必ずしも行なわなくてよいものになります。

また、具体的な集団分析の活用方法などは、法令内では述べられていません。なぜなら集団分析が難しい事業場（組織単位が小さく個人が特定されてしまいうる等の理由）があったり、企業の実情によって集団分析の活用方法は無数に存在したりするからです。

このように、企業によって柔軟に対応ができるように、法令は必要最低限の取り決めを規定しているのです。したがって、法令遵守だけでは最低限をこなしただけにとどまり、十分な対策とはいえません。より具体的で踏み込んだ対策を立てていく必要があります。

そこで、こういった法令を受けて各種の指針、たとえば「労働者の心の健康の保持増進のための指針」というものなどが作られ、一歩進んだ対策を図ることになります。これらの指針を完璧に実践できれば、予防や対応は可能といえます。しかし、これらもあくまで指針に過ぎず、実情に完全にマッチしないこともあります。そもそもこういった指針を読んで理解し、いきなり完璧に実践できる企業や担当者は多くはないでしょう。

一例を挙げれば、メンタルヘルス対策においては有名な「4つのケア」があります。

これはセルフケア、ラインケア、事業場内産業保健スタッフ等によるケア、事業場外資源によるケアの4つのことです。これを初めて見た担当者は、具体的に次のアクションを起こせるでしょうか？

・自分の企業にとって、セルフケア、ラインケアどちらの対応を優先的に行なうべきか？

・その対応として研修等を実施するとしたら、受講する範囲は誰から誰なのか？

・事業場内産業保健スタッフや事業場外資源は、どのようなものを利用すべきなのか？

いざアクションを起こそうとしても、どうしていいかわからないことがほとんどのはずです。それでもなんとか体裁《ていさい》をつくろうかのように推《お》し進めていくと、形だけのメンタルヘルス研修が増えたり、本当に必要かどうかわからない外部ＥＡＰ（従業員支援プログラム）などとの契約ばかりが増えたりしてしまい、効果を伴わず、コストと労力ばかりが積み重なっていきます。

このように、理解が不足したまま指針だけに従い体制を作ったり、いろいろな方法を導入したりしてしまうと、表面だけの上滑《うわすべ》りのものになってしまい、実効性が乏しくなります。指針はあくまで指針と割り切って、経験豊富な担当者や専門家である産業医と実情に見合った体制を作って諸々の方法を実践していくことが、最も効率的なのです。

以上をまとめると、メンタルヘルス対策は法令や指針に従うだけでは最低限の対応にとどまったり、実情との乖離《かいり》が発生したりしてしまい、実効性が乏しくなることが多いということです。

そこで、体制の戦略的整備が必要になります。メンタルヘルス対策にも一般的にビジネスの世界でも使われるＰＤＣＡサイクルを意識し、そのサイクルを回せる体制、すなわち人員配置や役割分担、フローの整備が重要です。次節では、ＰＤＣＡサイクルについてメンタルヘルス予防の観点を交えて説明します。

メンタルヘルスに関するＰＤＣＡ

多くの人には釈迦に説法かもしれませんが、ＰＤＣＡサイクルとは以下の流れのことを指します。

Ｐ＝Plan：問題点を抽出し必要に応じて細分化する。

取り組む優先順位を決める。

目的・目標を明確にして合目的的な方法を立案する。

実施時期、評価時期を決める。

D＝Do：実行する。

C＝Check：Pで決めた時期で目標と結果を比較し評価する。

A＝Act：再度見直した計画を実行する。

メンタルヘルス対策というと、つい特別なものに感じてしまいがちですが、ビジネスと同様にPDCAサイクルを意識した体制を作ると、案外スムーズに進めることができます。

そして、この体制の中心に最も適している組織は、安全衛生委員会（衛生委員会）です。

後ほど詳述しますが、安全衛生委員会は各部署の代表者が集《つど》い、安全や衛生に関わるものを審議する社内唯一の機関です。さらに安全衛生委員会には必ず産業医がいます。法的に毎回の出席は産業医に義務付けられていませんが、安全衛生委員会をより有意義なものにするためには、ぜひ専門家である産業医に出席してもらいましょう。

各部署からの意見や問題点を集めやすく、かつ専門家もいる安全衛生委員会でPDCAサイクルのP＝Planの部分（特に問題点の抽出）を議論し、D＝Doの部分を各部署や担当者に任せ、再度C＝Checkを安全衛生委員会でまとめていくような体制を作るのがよいでしょう。

メンタルヘルス問題でよくある失敗例は、Planをおろそかにしてしまい、目的や目標を明確にしないまま、なんとなく誰かに勧めたり、どこかの企業の真似をしたりしてしまうケースです。

一例として挙げられるのは、メンタル不調者対策と銘打《めいう》って、長時間労働をしている従業員全員を漫然と産業医面談に繋げるフローを作ってしまうケースです。

長時間労働そのものがメンタル不調の原因と仮定するならば、長時間労働そのものに対する対策、たとえば業務の見直しや人員の増員などが優先されます。そのため産業医面談をいくらしたところで不調者対策への効果は限定的ですし、そもそも産業医面談の目的がはっきりしていなければ、下手《へた》をすれば従業員は「また呼び出しを食らった」と、いわば罰ゲームのように考えてしまいます。さらに言うと、産業医面談に要する時間と業務の調整、その調整に使う時間などがコストとしてかかってしまいます。

もしこういった施策を有効に活用したいのであれば、目的を明確にする必要があります。産業医面談では不調者の早期発見を目的とするのか、それとも従業員からの長時間労働の原因へのヒアリングを目的とするのかなどを、明確にしておく必要があります。さらには、その目的と方法が合致するのかを考える必要があります。早期発見のみを目的とするのであれば、アンケートなどでセレクションをかけることもできますし、ヒアリングが目的ならば産業医ではなく、人事担当者などが行なったほうが仕事の内容を知っているので効率がいいかもしれません。

また、目的を決めたら、それを評価するための目標を定めることが大事です。たとえば、面談の目標を「不調の早期発見をして休職率を〇〇月までに〇〇%下げる」というふうに計画しておけば、この施策の評価が可能です。

このようにメンタルヘルス対策を実施する際には、特に目的・目標を明確にした上でＰＤＣＡサイクルを回していく必要があります。そして、このようなＰＤＣＡサイクルを回すために必要になるのが、社内の体制なのです。こういった体制作りをスムーズにすべくサポートし、実際に体制の中で活動する専門家が、産業医ということになります。

衛生委員会の活用

労働安全衛生法では、一定以上の規模の事業場において衛生委員会の設置が義務付けられています。ここでは、安全・衛生のことや、職場の快適性について、部署をまたいで話し合うことのできる場となっており、定期的に行ない、記録を残す必要があります。一見、企業にとっては面倒なもののように思われるかもしれませんが、うまく活用することで、産業保健体制の整備に繋げることができます。

私の尊敬する産業医の先生は、「経営以外の課題をすべて解決する場」と話されていました。この衛生委員会の場から経営会議や各部署などに要望や意見を伝え、事業所としての施策に繫げていくことが必要です。現場で個人が感じている衛生、職場の快適さに関わる課題を衛生委員会という場で話し合い、組織としてエスカレーションすることが大事なのです。

次に、委員会を構成するメンバーを選出するためのヒントを紹介します。

・委員長
委員会で審議した内容をスムーズに計画・実行に移すために、可能な限り事業場において決定権を持つ人が望ましいでしょう。決定権を持つ人の選任が難しくても、決定権を持つ人にアクセスが容易なポジションの人がよいでしょう。

・産業医

多くの事業場で産業医は一人だと思いますが、複数いる場合は統括的なポジションにいる人がいいでしょう。もちろん複数参加でもかまいません。先述した通り、可能な限り出席を求めるのがよいでしょう。

・労働者

できるだけ広く意見を拾い上げ、審議した事項を速やかに共有することが重要です。そのためには、各部署やフロアさらには属性（新入社員、ベテラン、女性、男性）など、まんべんなくメンバーにすることが望ましいです。新入社員とベテラン、男性、女性などで視点が変わるので、効果的に課題を拾い上げることができます。

ちなみに委員会を構成するメンバーは、最低5名となることが通常です。委員長を除き、事業者側と労働者側の選出したものが半々になることがメンバー構成の条件なのですが、産業医は通常、事業者側となります。

具体的な議題に関しては、多岐に及びます。労災、健康診断やストレス・チェックに関すること、有休の取得率や時間外労働に関することから、職場の環境（照明、騒音、臭い等々）、季節の健康情報などです。

しかしこれらについて、話し合ってくださいと言われても、ピンとくる労働者や事業者は多くないと思います。そこで、この話し合いのファシリテート（会議などの進行者）には専門家である産業医を活用してください。

事業場における課題は千差万別ですが、安全衛生には一定の概念があり、類型や類似例が存在します。その概念などを産業医がうまくメンバーに伝え、メンバーが自発的に課題を挙げていくことが、活性化への近道です。産業医には次のようなものを求めるといいでしょう。

・法律の変化や最新の産業衛生に関わる情報
・自社課題に対する対策への意見・助言

・中長期的視野に立った際の産業保健の進め方

こういった内容をショートレクチャーなどによって話してもらうことにより、メンバーの理解度も深まり、議論も活発になることでしょう。

企業側のＰＤＣＡの回し方

ここからは、メンタルヘルス対応においての、具体的な体制構築について述べていきます。

重要なことは、実情つまり問題点を鑑《かんが》みて、その問題点に取り組む目的・目標を明確にした上で、問題解決のための方法が目的達成に合致するようにPDCAを回していくことです。Planを安全衛生委員会で行ない、各部署や担当者がDoを行ない、衛生委員会でCをまとめて、再度Aに落とし込む、という流れが基本です。

また、目的に対する方法は必ずしも1対1対応ではなく、複数ある方法の中から最適な方法を選び、カスタマイズしていくことが重要です。

さらに、時には問題点や目的を細分化する必要もあります。あまりに問題が大きすぎると方法も大味《おおあじ》になってしまい、刺さらないことがあるからです。たとえば、問題点が「メンタル不調者が多い」ということだけでは対象がぼんやりとしてしまい、方法も見えてきません。

そこで、この問題をもう少し噛み砕いて「新卒採用者のメンタル不調者が多い」と分解するようにします。そうすると「新卒採用者のメンタル不調を減らす」という目的が見えてきて、対象者や方法が浮かび上がってきます。

そして忘れてはいけないのが、Plan段階での優先順位の決定です。限られた予算、人的資源の中で緊急性や重要性、実現可能性、さらには企業の戦略との合致度合いなども見極《みきわ》めて、問題点と施策の優先順位を決めていくことが大事です。

わかりやすくするため、実際に企業で対策を立てていくつもりで、ステップを踏んで例示していきます。

ステップ1　衛生委員会の立ち上げ、再編成

まずは、ＰＤＣＡサイクルを回す上での核となる安全衛生委員会を立ち上げたり、うまく機能したりするように再編成します。メンバー選びのポイントは、

・広く意見を集められるメンバー構成にすること
・施策に取り組む際に、やり取りがスムーズになるようなメンバーを入れる。それが難しい場合でも、委員会での審議内容のエスカレーション先をしっかり決めておく
・産業医に出席してもらう

ということになります。

なお、各委員にはやむをえず欠席する場合でも、代役を立ててもらうことにしましょう。こうすることで、情報伝達の漏《も》れも防げ、衛生委員会が機能しやすくなりま

す。また、委員の任期は、継続性と全体の安全衛生への意識向上、マンネリ化予防のためには2、3年程度が良いでしょう。

例：300人規模のIT企業
委員長：副社長
産業医：嘱託産業医（毎回出席）
衛生管理者：労務部社員
労働者：各部門から希望者1名（合計5名）＋本年度新規採用者代表1名

ステップ2　衛生委員会での優先度決定を含めたPlan策定

衛生委員会発足時や期の変わり目などに、現状における課題について中長期も含めた計画（半年~1年程度の見通し）を立てます。同時に、毎月報告される案件も同時進行で検討していきます。課題整理と進捗確認に役立ちそうなフォーマットを紹介し

表1

課題	施策	担当者	詳細		1月	2月	3月	4月	5月	6月	7月	8月	9月	10月	11月	12月
新入社員のメンタル不調	新入社員研修	A部署	新入社員のメンタル不調休業を20%減	予定					●							
				実施												
				評価												翌2月
不調者対応について	フロー・マニュアル作成	B部署	不調者対応のフロー・マニュアルを作成し周知する	予定	●	●	●	●	●							
				実施	済	済										
				評価												●

ておきます。表1では企業の大目標を決めて月ごとの予定に落とし込みます。表2は議題を整理し、毎月出てくる議題の進捗状況などの確認に使います。

この時、担当部署、実施時期、評価時期なども忘れないように決めましょう。

なお、この時点でいくつか注意すべき点は、

・無理な計画を立てないこと

・担当部署に偏《かたよ》りが出ないようにすること

・目の前の課題に振り回されるだけでなく、常に全体を見ながら計画を立てることです。

ステップ3　担当部署等へエスカレーション

衛生委員会は実行機関ではないため、施策は担当部署に委《ゆだ》ねることになります。そのため、委員や委員長を通して担当部署にエスカレーションしていくことになりま

	評価項目	評価時期	備考	実際の対応	評価
	臭いがどうなるか	5月衛生委員会	設備改善については費用が掛かるため、保留になる可能性あり		

	評価項目	評価時期	備考	実際の対応	評価
	臭いがどうなるか	5月衛生委員会	設備改善については費用が掛かるため、保留になる可能性あり	・換気扇を入れ替えた ・同時使用人数を3人までにした	5/10 臭いは出なくなったので終了とする
	できた規則を確認する	6月衛生委員会			

	評価項目	評価時期	備考	実際の対応	評価
	できた規則を確認する	6月衛生委員会		社労士に確認した	6/10 該当する規則見つかったので終了とする

表2

4月度衛生委員会

議題	発議日	詳細	担当	対応計画	
5Fの喫煙室周りが臭い	4/13	5Fに喫煙室混雑時に臭いが漏れてきてしまう	総務部長	・換気設備の改善 ・同時使用人数の制限	

5月度衛生委員会

議題	発議日	詳細	担当	対応計画	
5Fの喫煙室周りが臭い	4/13	5Fに喫煙室混雑時に臭いが漏れてきてしまう	総務部長	・換気設備の改善 ・同時使用人数の制限	
感染症に関わる規定がない	5/10	インフルエンザで休んだ人の給与や休み期間の取り決めが不明	労務部○○	規則見直し	

6月度衛生委員会

議題	発議日	詳細	担当	対応計画	
感染症に関わる規定がない	5/10	インフルエンザで休んだ人の給与や休み期間の取り決めが不明	労務部○○	規則見直し	

す。衛生委員会の議事録は公開することになっていますが、エスカレーションに当たっては、専用の簡単なフォーマット等があると意思疎通《そつう》が取りやすいでしょう。

ステップ4　Do、Check、Act

担当部署が決まれば、いよいよ実行です。必要に応じて進捗を確認し、評価時期にCheck、安全衛生委員会で再検討してActというPDCAサイクルを回し始めることになります。

ここまで、体制作りと一般的なPDCAの回し方について説明してきましたが、次は、具体的に「新卒採用者のメンタルヘルス」を例に、実際の施策を考えてみます。

施策例：新卒採用者のメンタルヘルス対策について

ここでは、衛生委員会で討議・企画するような、社内施策の例として、新卒採用者のメンタルヘルス対策を考えてみます。

昨今、人材不足が叫ばれる中で新卒採用者がメンタル不調により休職・退職してしまうことは、企業にとって大きな痛手です（もちろん中途採用者もですが）。採用コストの損失はもちろんのこと、人材の流出や後進育成の失敗に繋がるばかりでなく、今後の採用を不利にしてしまう要素にもなりかねません。

最近ではSNSの発達によって個人が情報を発信することもできるようになっていますし、企業で実際に働いている（働いていた）人の口コミを掲載する掲示板サイトのようなものもあります。もちろんこれがすべてではないですが、新卒採用者が次々とメンタル不調になった結果、SNSや掲示板サイトに悪評が載ってしまうことは、企業としては極力避けることが望ましいでしょう。

そのため、新卒採用者のメンタル不調を減らし、休職・退職率を抑制するということは、ひじょうに重要な課題となります。なお、目標値を設定するにあたっては、必ずしも完璧を求める必要はありません。自社にとって適切、もしくは許容できる数値を設定することが重要です。

どういうことかというと、新卒一括採用では一定数のミスマッチが生まれることは避けようがないからです。それはスキルのミスマッチであったり、カルチャーのミスマッチだったりします。このミスマッチをゼロにすることは事実上不可能だからです。ある程度自社にとって○○%のミスマッチは許容されるので○○%の削減を目標にする、というのが良い設定の仕方でしょう。

次に、新卒採用者のメンタル不調者を減らすという目的達成のための方法を考えていくわけですが、ここでもう一度立ち止まり、「なぜ新卒採用者のメンタル不調が多いのか」という問いを、さらに立てることにします。企業の業種、風土、採用者の属性などによって理由はいろいろでしょうが、いくつかの例を出します（詳しくはコラム**「ちょっと一休み」**④もご覧ください）。

・本人のセルフケア能力不足

・本人のビジネススキルの不足
・周囲のラインケアの不足 etc…

もちろん、これ以外にも要因はあるでしょうし、要因は複合的です。この問いに答えるためには、アンケートやヒアリング等による現状の把握が必須なのは言うまでもありません。

しかし、原因を分析せずに闇雲《やみくも》に対策を立てるのは、望ましくありません。衛生委員会を通し、書籍などのリサーチや、社内調査などの結果を元に、ある程度の仮説を立てた上で施策を考えていきましょう。施策によっては採用担当者との連携なども必要になるでしょう。

また、原因が複数考えられる場合は、その中のどこにアプローチすべきなのか、ということも明確にすることで、施策の立案がしやすくなります。

たとえば、セルフケア能力にフォーカスする施策として年1回、新卒採用者向けの研修を行なうこととします。

まずは担当する部署、実施時期、評価項目、評価時期、内容を決めていきます。どのような研修を行なうべきかの決定は、日ごろ不調者に接する機会の多い産業医や人事担当者、あるいは各所の管理職などの意見を聞きながら、自社における傾向を見極めてから行なうのがいいでしょう。この点については意外と企業ごとのカラーが出てくるものです。

その話し合いの場としても、衛生委員会は活用できます。評価項目としてはアンケートやチェックテストなどはもちろん、施策の目的である、新卒採用者のメンタル不調がどうなったかを見るのが理想です。評価によっては、研修のやり方を見直すことや、そもそも他の施策を打つべきでは、という議論もあってよいでしょう。

なお、メンタルヘルスに関わる施策について注意すべきなのは、効果が出るのに数年を要することがあるという点と、他の要因にひじょうに左右されやすいという点です。メンタルヘルス研修などの場合は啓発が進んだ結果、一時的に相談件数や医療機関への受診数が増えることが予想されます。

また、いくらメンタルヘルス研修が効果を上げても、業績が悪化したりすれば当然、従業員の精神状態には影響を与えます。そういったことにも留意しながら評価し体制を整えていきましょう。

不調者が出たときの対応の流れ

企業がある程度の規模になってくると、どんなに予防に注力していても一定数のメンタルヘルス不調者への対応が必要になります。その際にスムーズに対応できる体制を、対応フローやマニュアルを含めて整備しておくことが重要です。言うまでもなく、このようなフロー作成や評価、周知も、衛生委員会が中心で進めるとよいでしょう。

まずは不調者対応について、その大まかな流れを紹介し、それぞれにつき、詳細を説明します。

1：不調者の発覚

不調者が発覚し休業が必要となるパターンは、大きく分けて2つあります。

・従業員本人から診断書の提出などにより、要休業となる場合
・現場でのトラブルの発生から本人の体調不良が発覚し、要休業となる場合

前者の場合は比較的シンプルで、診断書が提出されるということは従業員本人も休むことに同意しており、休業開始になるにあたり、特別な懸念はありません。

後者のケースのよくあるパターンとしては、連続はしないまでも業務に支障の出る突発休や遅刻が頻発するパターンや、何とか出社はしているもののパフォーマンスが低下していたり、周囲から見て明らかに不調だったりしたときに、管理者などが本人

にアプローチした結果、受診・休業に繋がらないパターンです。

このように、現場での困りごとはあるが、どのように労働者にアプローチしていいかわからない、アプローチしたが本人が自身の体調不良を認めない、受診や休業を拒否するパターンは、しばしば対応が困難になります。

このような場合に備え、休業段階や不調や事例性が発覚した段階で一定の対応ができるように、窓口整備やルールを決めておくとよいでしょう。たとえば、「疾病や体調不良の問題等で安全な勤務が困難と考えられる場合は、産業医面談や医療機関の受診を命ずることがある」などの規則を整備しておき、このような場合は、一律に産業医面談や医療機関受診が必要になる、と説明するなどです。

それでも本人が了解しない場合は、現在の職場での様子に対し、周囲が困っていることを伝え、次に繰《く》り返すようであれば、こちらの指示に従ってもらう、などの形で問題意識を持ってもらう、約束を取り付ける、などのやり方が望ましいでしょう。

2：病気休業開始及び休業中のケア

病気休業開始時には、やるべきことは次のことです。

ア：有休の扱い、給与・社会保険料、休業期間などについて本人に説明
イ：傷病手当金や、必要に応じて自立支援制度や高額医療費控除などの案内
ウ：休業中の連絡方法等について説明
エ：本人と復職要件についての情報共有
オ：主治医等との連携

まず、休業に入った従業員については、上記のような、待遇についての説明が必要です。

企業によって、病気休業時に有休を消化するかどうかには違いがあるので、自社での対応を決めておきましょう。有休を使い切ってしまうと復帰後に通院などの理由で

休めなくなってしまう場合もあるので、その点も加味して決めてください。

また、休業期間を伝えておくことで不安の軽減に繋がります。そして、こういった内容は、あらかじめ書式を用意して文書で渡すとよいでしょう。

次に、傷病手当金や、必要に応じて自立支援制度や高額医療費控除など、休業中の収入を補償する制度である傷病手当金や、一部の精神疾患における医療費補助制度である自立支援制度など、お金にまつわる情報も提供しておきましょう。休業中は経済的な不安も大きいため、不安の軽減に繋がります。これらも書式を用意しておくのがよいでしょう。

そして、休業中は療養に専念するため、企業との連絡は必要最小限の事務的な連絡にして、原則的に業務的な連絡はしないことを伝えましょう。窓口を一本化し本人の連絡先と緊急連絡先を確認しておいてください。休業が長期に及ぶ場合は、復職見込みの確認なども含めて、定期的な連絡が必要になる場合があります。連絡の頻度については決まったものはありませんが、傷病手当金のやりとり等のことを考えると、最長で1カ月おき、本人の負担感を考えると2週間おきくらいが、一つの目安でしょう。

休業の早い段階で、復職までのステップや復職要件を本人に伝えておくことも重要です。具体的には、「4：職場復帰の可否の判断及び職場復帰支援プランの作成」においての職場復帰の可否の判断に、必要な情報を伝えておきます（詳細は4：の説明で行ないます）。

主治医にも、傷病手当金の記載依頼と共に復職条件を書面などで伝えておくことが必要です。しばしば起きる問題は、主治医が復職可能という判断を下したが企業としては復職要件に満たない場合や、主治医が復職可能の診断書を発行して以降の傷病手当金の証明記載を拒否する場合、制度にない就労形態の要望（時短勤務制度のない企業に対しての時短勤務による復職可能）などがあります。こういった問題を予防するために必要な情報を主治医に共有しておくことが重要です。

なお、休業中の産業医や保健師による面談の運用については、各社によってさまざまでです。復職時のみに面談するケースもあれば、休職時・復職時のみ、休職時・休職中に定期・復職時で面談をするケースもあります。

休職開始時や途中に面談をする場合は、専門的視点による、回復見込みや治療へのアドバイス、復職に向けてのアドバイスなどが行なえるメリットがあります。面談時には、現場と産業医がスムーズに情報を共有できるようなフォーマットなども、用意しておくとよいでしょう。

3：主治医による職場復帰可能の判断

事前に主治医に対して復職要件を伝えておけば、この点は大きな問題はないはずです。

職場復帰に関する意見を主治医に求める場合も、フォーマットを用意しておくとよいでしょう。運用として職場復帰可能の旨《むね》や意見を口頭で伝えるのか、この時点で診断書を書いてもらうかは、決めておくとよいでしょう。

その理由としては、診断書を発行してもらった後に、企業としての復職は不可と判断することになってしまうケースや、現場との調整などで復職までのタイムラグが長くなってしまうパターンがあるからです。また、診断書発行にかかる費用を、企業持ちとするのか本人持ちとするかも決めておくとよいでしょう（私傷病である場合は、本人持ちとするケースが多いように思われます）。

4：職場復帰の可否の判断及び職場復帰支援プランの作成

主治医の復職可能判断を得て、本人から職場復帰の意思表示があれば、このステップに進みます。このステップでは、産業医の意見を基に事業者が復職可能かどうかの判定をするとともに、復職後のプランを立てて本人と共有します。

ちなみに、私が産業医として復職可能かどうかを判定する場合に重視するのは、

①仕事に準じた生活強度で日々過ごせているかどうか

②不調になった原因を分析し、再発予防策ができているかどうか

です。そのため、表3（次ページ）の衛生計画書の記載をお願いすることが多いです。

また、職場復帰可能かどうかの判断は一定の基準があるはずなので、本人・主治医にはフォーマットを用意し、あらかじめ書面などで伝えておくことがよいでしょう。

そしてもう一つ重要なことは、ゴールの共有です。事業者として本人にどうなってほしいのか、本人はどのような要望を持っているのかを整理し擦り合わせることが大事です。ゴールを設定するにあたっては、妥当な期限を設定することも重要です。

具体例を挙げてみます。

企業：できるだけ早く職位相当の仕事をできるようになってほしい。しかし体調面が悪化するなら休んでほしい

表3

衛生計画書				
会社名　○○株式会社 作成日　2020/4/1 **作成者**　○○				
大目標				
●期ごとの目標				
2020年上期	産業保健の法定項目を確立する			
2020年下期	規定の見直しと確立（産業医面談のルール、復職基準の策定）			
2021年上期	社員のメンタルヘルス意識の向上			
●中目標（2020年度の月ごとの目標）				
月	**各目標・産業医講話内容**			
4月	目標	衛生委員会の立ち上げ、産業衛生の周知	講話内容	衛生委員会の意義
5月	目標	ストレスチェック体制の確認	講話内容	ストレスチェックの意義
6月	目標	健康診断実施体制の確認	講話内容	健康診断の意義
7月	目標	ストレスチェック集団分析結果の確認	講話内容	講話はなく、集団分析結果についてのディスカッション
8月	目標		講話内容	
9月	目標		講話内容	
10月	目標		講話内容	
11月	目標		講話内容	
12月	目標		講話内容	
1月	目標		講話内容	
2月	目標		講話内容	
3月	目標		講話内容	

当事者：治療と仕事を両立しながら体調を回復させたい

産業医：いまの体調なら仕事をしながら治療をすることは可能だが、完全に戻るには2、3カ月はかかるだろう

こういった3者の考えを擦り合わせ、3者が納得できるゴールを調整していきます。

ここでの注意点は過剰な配慮を講《こう》じないようにしつつ、健康にも留意することです。この例では擦り合わせの結果、「70％の業務量から復帰し3カ月で100％をめざして徐々に負荷をUPしていく。ただし、さらにパフォーマンスが低下したり、体調が悪化したりすれば、速やかに休んで治療に専念する。また3カ月たってもパフォーマンスが職位相当にならなければ、やはり治療に専念するか、職位を見直す」というゴールを設定・共有しました。

もし、どうしても体調がすぐれず健康面の不安が強かったり、周囲へ過重な配慮を

必要としたりする場合は、休養してもらい、復職のゴールを再設定することも考えられます。

ここで企業は、産業医から専門性と中立性から最もバランスのいいゴールを調整し、提案してもらうことが重要です。ゴールは必ずしも1つではなく、本人の健康状態、業務内容、企業の規模などさまざまな要因で左右されるものです。産業医には適切なゴールをそのような角度から考えてもらい、いろいろなパターンに応じた提案をしてもらいましょう。

5：最終的な職場復帰の決定

ゴールを共有したら、いよいよ復帰にあたって復帰日の決定や業務の調整などを行ないます。3で主治医からの復職可能の判断が口頭のみだった場合は、この時点で診断書を提出してもらいましょう。

６：職場復帰後のフォローアップ

復職後は復職支援プランに則《のっと》って復帰を進めていきます。復職後の業務軽減期間などは、ある程度の期限を区切って運用しましょう。通常は３～６カ月程度を見込めば十分でしょう。企業によっては、１カ月としているところもあるようです。そうしないと、無制限に業務制限がかかって不公平が生まれます。

傷病によって長期間の制限が必要な場合は、そもそもの雇用形態の見直しなどを考慮する必要があります。ちなみに最近では、治療と仕事の両立支援を推進する動きが活発になっているので、使える制度などは確認しておくとよいでしょう。

ちょっと一休み④　新卒採用者のメンタルヘルスについて

第4章において、新卒採用者のメンタルヘルスの原因をいくつか列挙してみました。

本文では詳しく解説する余裕がありませんでしたので、こちらのコラムでそれぞれ対策も含めて解説させていただきます。

1、本人のセルフケア能力不足

若年の新卒採用者が中堅以上の社員に比べて不足するものの一つは、セルフケア能力と思われます。

もうすこし具体的にセルフケア能力を解説すると、仕事の進め方、生活の送り方、ストレスとの付き合い方などです。これらを日頃の指導や研修などで効率的に身に着け成長させていくことで、セルフケア能力の向上が期待できます。セルフケア能力が向上すれば当然メンタル不調者の低減が期待できます。

セルフケア能力を身に着けさせることのメリットは、本人だけのものにとどまらず、会社全体に波及します。能力を身に着けた新卒採用者が年次を重ねていくと、会社全体に土壌が形成され、全社員のセルフケア能力の底上げになる上、彼ら自身が後進の成長を助けることができるようになるため、効果が指数関数的に向上していくからです。

以下、セルフケア能力のそれぞれを解説していきます。

○仕事の進め方

まず仕事の進め方についてです。

高校や大学を卒業し、初めて社会人になると、求められるものが学生の時と大きく変わってきます。自主的かつ自律的に継続して働くということは、おそらく初めての経験でしょう。学生時代ではカリキュラムがある程度組まれ、課題が提出され、期限までに課題をこなすという受け身が中心で、アルバイトやインターンでも指示を受けることがメインだったものが、社会人では自主性や自律性を求められることになります。

ある程度のマイルストーンは示されていたとしても、学生の時ほどは丁寧な道筋は引かれていません。まず、このことに大きく戸惑《とまど》う人が多い印象を受けます。

そんな戸惑いの中、意欲を持っていた新卒採用者が、自分に厳《きび》しくしすぎたばかりにキャパシティ以上の仕事を引き受け、相談ができないまま自滅してしまうケースや、どう仕事を進めていっていいかわからないまま宙ぶらりんになり、「自分は職場にとって不要なのでは」と自責の念にかられ、不調になっていくケースなどをよく見かけます。

前者の場合はキャパシティオーバーによるパンクですし、後者の場合は不完全燃焼のようなイメージです。

それぞれ対応は異なりますが、まず前者、パンクパターンに必要なセルフケア能力は、セルフモニタリングや相談=特にヘルプを出すスキルと思われます。

特にこういったパンクパターンに陥《おちい》るタイプの人は、優秀で意欲が高く、自主性もあり、意識が高い傾向が多い気がします。その代わり、自律性が不十分でつい無理をしてしまい、継続的に働くことができなくなってしまうのです。

いくら優秀とはいえ、社会人になりたてでスキルも追いついていないので、先輩社員と比較して仕事が回せないのは当然です。

しかし、自身のキャパシティを自覚できず、不調のサインにも気づくことができず、ボロボロの状態になるまで走り続けてしまう方が多い気がします。

こういうパターンには不調のサインを見つけることや、1on1でのキャパシティの振り返りなど周囲が助けつつ、等身大の自分を見つけるなど、徐々に成長を促《うなが》すやり方が有効です。

後者の不完全燃焼パターンでは、自主性や相談のスキルが不十分なことが多いです。学生のときの受け身の姿勢が抜けきらず、手取り足取り教えてもらえると思っていることが多いのですが、社会人は自主性を要求されます。その受け身的な姿勢から自主性を求められる変化に追いつけないのです。

また、わからないことやできないことを相談できないケースも多いです。そのパターンもさまざまで、何がわからないかがわからない、相談するにもタイミングや話しかけ方、聞き方がわからないというパターンが存在します。自主性に関してはゼロから満点に急に意識を変換するのは不可能です。特にゼロのところから1に持っていくところが、最も難しいと言われています。研修やＯＪＴなどで、まずやってみせる姿勢が必要と思います。

相談の仕方について、「何がわからないのかがわからない」時は、困っている内容の整理や細分化を手伝ってあげることが大事です。さらに相談するにあたって、何がハードルになっているのかを分析することも大事です。

話しかけるタイミングなのか、話しかけ方なのか、相談相手がわからないのか、などです。

○生活の送り方

仕事の進め方と同じくらいセルフケアにおいて重要なのが、この生活の送り方です。

ただでさえ社会人になると生活のペースは変わるものですが、それに加えて社会人になって初めて実家を離れて暮らすケースや、地元を遠く離れるなど、環境の大きな変化にもさらされるケースもあります。生活の送り方となると普段はあまり意識しないものですが、メンタルヘルス（もちろん健康全般）に与える影響は小さくありません。

セルフケアにとって重要なのは、通称「3つのR（Rest, Relax, Recreation）」と言われていますが、私はこれにE（Exercise）を加えた3つのRとEを推奨しています。

Restは、十分な休息、主には睡眠です。

Relaxは、仕事からしっかりと離れて気持ちをやわらげること。

そしてRecreationは、趣味などの気分転換のことです。

さらにメンタル不調の予防には、Exercise（運動）も有用と考えられています。しかし、新卒採用者（もちろんベテランも）がこのような生活を送るのは、意外と意識にないものです。

実際に産業医面談や臨床の場では、生活がかなり乱れている方にしばしばお会いします。

たとえば、つい羽目《はめ》を外《はず》して連日深酒をした結果体調を崩したり、運動不足で肩こりや腰痛、頭痛に悩まされた結果、パフォーマンスが低下したりするケースなどです。こういった方々は、簡単な生活指導を行なうだけで体調やパフォーマンスを取り戻せることも少なくないです。

昨今は健康志向の高まりで、生活習慣を見直す人が多い一方で、間違った情報に振り回されてしまう方もしばしばいます。仕事の進め方と違い、生活の仕方までを業務の中で指導することは難しいかもしれませんが、セルフケア研修などの中にこういった内容を盛り込むことも一案ではあります。

○ストレスとの付き合い方

適度なストレスはパフォーマンス発揮のためにむしろプラスになりますが、これが過度になると不調に結びついてしまいます。常にストレスがかかるといっても過言ではない社会人生活を無事に過ごす上では、ストレスとの付き合い方も重要なものになります。ストレスと付き合うというと具体的には2つの段階を要します。

・自分にとってのストレスを把握する
・そのストレスに対処する

まず一つ目のストレスの把握についてです。「自分にとってのストレスは何だろう」と急に言われて答えられる人は実は多くありません。なんでもそうですが、大きなテーマに対して急に回答を求められると、人間はどこから考えていいかわからなくなるのです。そういう時は、もうすこし質問を分解してあげると答えやすくなります。ストレスについては、特に社会人では以下の4カテゴリーに分けて整理すると考えやすくなります。

業務：量×質÷スキル÷やり方（裁量権や進め方）
職場の人間関係：上司、同僚、後輩etc……
職場にまつわる環境：ワークスペース、通勤、会社の規則
プライベート：金銭、健康、人間関係、恋愛、家族、生活環境

上記のカテゴリーごとに、簡単にストレスに感じるものを順々に考えていくと、整理がつきやすいです。

それらへの対処方法はひじょうに多岐にわたりますが、業務に関連して言うとジョブ・クラフティングや、休み方などが参考になりますし、仕事も含めた人生全般では認知行動療法のエッセンスなども大変参考になります。またアサーションなどを取り

入れてコミュニケーションや相談の仕方を工夫するというのも、立派なセルフケアです。

まとまったストレスを解消する自分なりの方法を見つけておくことも、とても大事です。継続的、健康的にできる方法がよいでしょう。

2、本人のビジネススキルの不足

仕事の進め方と重複する部分もありますが、当然のことながら、新卒社員はビジネススキルが不足している場合がほとんどです。それは業務に特化したものから、ビジネスマナーと呼ばれる半ば常識の範囲のものまでを含みます。

業務に特化したものとは、たとえば営業のテクニックや、モノを作るときの技術などです。

ビジネスマナーといえば、たとえば名刺の渡し方、メールの書き方などなどベテランともなると当たり前にできてしまっているものです。

こういったスキルの不足は業務の足かせになり、一つ一つは重くなくとも積み重なることでじわじわとストレスになっていきます。先輩・上司は忘れがちですが、こういった点にも留意しておくのがよいでしょう。

3、周囲のラインケアの不足

右記のようなストレスに対して、自律的に対処を確立していくことはとても重要ですが、一方で最初の取っ掛かりを自力で見つけることは、ひじょうにエネルギーを要します。

さらに、こういった質問に対して「そんなこともわからないのか」と答えられてしまうと、次の相談のハードルが上がってしまい、結果としてさらに苦しむことになります。

メンタル不調の予防に対しては、セルフケアが重要なのは言うまでもありませんが、ラインケア、すなわち管理職によるケアも重要です。

ラインケアについてごく簡単に説明すると、一般的に「見る」「聴く」「変える」の3つが重要と言われていますが、本書ではさらに「繋ぐ」という要素も紹介します。つまり、「見る」「聴く」「変える」「繋ぐ」です。

「見る」に関しては、不調のサインや日ごろの状態からの変化を見つけることと言われています。また、不調に至る前の困りなどを見つけてあげることも重要でしょう。「聴く」は、困りや不調の原因などのヒアリングです。このステップは「変える」「繋ぐ」に進むために重要です。聴く際には、傾聴の姿勢などはもちろん重要ですが、困りごとを細分化し、優先順位をつけて対策を検討するなどの整理も必要です。

さらにこのあと、対策の実行＝「変える」「繋ぐ」のプロセスに入ります。

たとえば、営業ができなくて困っている社員がいたとします。最初にその困りごとを細分化していきます。営業の中でもどこで躓《つまず》いているのかを分析するのです。「資料作り」「アポイント」「クロージング」などなど、いくつかに細分化できるはずです。その中から優先的に対処すべきものを見つけ出して考えうる対策を考え、対策の中でもっとも適したものを選びます。この対策が自分一人でできるならば、ラインケアの役割としてはアフターフォローだけになります。

この対策が、管理職としての業務調整などが必要な場合は、「変える」に繋がります。さらに、困りや不調が管理職の権限を超える場合には、さらに上流にエスカレーションして人事労務担当者と共有したり、産業医などの専門家に相談したりする必要があります。これが「繫ぐ」です。

これらのようなラインケアが十分にあれば、新卒者がメンタルヘルス不調に陥るリスクを低くできるでしょう。

第5章

経営戦略としての健康投資

健康投資とは

前章では、企業の健康経営を目指すための足がかりとして、企業内の産業保健体制の整備と、メンタルヘルス問題解決のためのアプローチについて解説しました。本章では、さらにその一歩先を行くための取組である、健康投資について解説します。

健康投資とは、経済産業省の資料によると「健康経営の考え方に基づいた具体的な取組」を指《さ》します。特に、法的な基準などの義務的なものを超えた、企業の自主的な取組を指すことが多いようです。

前章までで見てきたように、健康経営を実現するためには、まず足元の産業保健体制を整備し、うまく活用していくことが大前提ですが、それだけでは不十分です。産業保健体制が稼働する中で浮かび上がってくる各企業それぞれの問題についても、個別に対応をしていく必要があります。たとえば、運動不足の従業員が多いので、従業員が運動するような取組を行なう、不摂生な従業員が多ければ社員食堂に健康的なメニューを導入する、健康についての問題意識が低ければチラシや社内ＨＰで啓発を行なう、など、すべての企業にとって必要なものではなくとも自社にとっては特に有用である、というような健康施策はたくさんあります。

このように、自社にとって何が課題かを分析し、その解決のために打つ施策こそが、健康投資と呼ばれるものになります。健康経営を目指していく上では、健康投資は避けては通れないものであるといえます。裏を返せば、健康投資がうまくできているかどうかが、その企業が健康経営を実現できているかどうかの指標になるといっても過言ではないでしょう。

内部への健康投資で、外部からの投資を引き出す

健康投資を進めることのメリットは、健康経営をより深化させていくだけではありません。健康投資という目に見える形で、自社の健康経営への取組をアピールすることは、外部からの評価向上に直結します。

第3章でも見てきたように、健康経営は企業の業績にプラスであること、そして健

康経営に取り組んでいる企業は業績を向上させていることから、投資家の中でも、健康経営という言葉は注目されています。他社の健康経営との差別化を行なうためにも、うまく健康投資を活用していく必要があります。また、何らかの個性的な健康投資を行ない、それをメディアなどの外部に発信することができれば、投資家の目を引くアピール材料とすることもできるでしょう。

また、健康経営への取組は、金融機関からも評価されるようになってきています。たとえば、日本政策投資銀行が、従業員への健康配慮の取組が優《すぐ》れた企業を評価・選定し、その評価に応じて融資条件を設定するという、「健康経営格付」という融資メニューを2011年に世界で初めて導入したことは有名です。それ以降も、健康経営の普及や、行政からの後押しもあり、健康経営を行なう企業に対し、金利の優遇や事業資金融資を行なう金融機関が増えてきています。

また、経済産業省と東京商工会議所が作成している「健康経営ハンドブック2018」には、健康経営を行なう企業に対してインセンティブを設《もう》けている全国の金融機関が、50以上も掲載されています。ここに掲載されているもの以外にも、東京海上日動火災保険や住友生命保険などが「健康経営優良法人」に対して割引を行なうなど、健康経営に対するインセンティブを設ける金融機関が増えているところです。

その他、自治体による融資制度や公共調達時の加点、信用保証協会からの保証料率の低減、ハローワークの求人票へのロゴやステッカーの使用など、各所の公的機関でさまざまなインセンティブが設けられております。

このように、健康経営に取り組むことによる、即物的なインセンティブも数多く存在しているため、うまく行なえば、健康投資に費《つい》やした費用以上のメリットを短期に回収することも可能かもしれません。もちろん、これらのために健康経営に取り組むわけではありませんが、こうしたインセンティブがあちこちで提供されている時期に取り組んだほうが、企業にとって有益なのは間違いありません。そして、これらのインセンティブをうまく得ていくためにも、健康経営・健康投資に取り組む場合は、その取組を外部に丁寧に情報発信していく必要があるでしょう。

「健康投資管理会計」とは

健康投資という形で自社独自の取組を進めている企業については、もう一歩進んだ形で、自社内のＰＤＣＡサイクルを回しつつ、外部への情報発信も行なっていくことが望ましいといえます。そうした時に、今後、活用していくべきなのが「健康投資管理会計ガイドライン」です。このガイドラインは、２０１９年より開催されている『健康投資の見える化』検討委員会」において、経済産業省ヘルスケア産業課が中心となって作成しているものです。

委員会の事務局資料によれば、このガイドラインを作成する意図としては、健康経営の普及拡大のために、企業が自発的に健康経営のＰＤＣＡを回し、投資対効果を評価・分析した結果を社外に開示していくことが必要であり、それを各企業が自力で進めるためのツールとして同ガイドラインは位置付けられているようです。

そのため、健康経営に関して、法定事項などの最低限の取組を終え、独自の健康投資を始めた企業が、この健康投資管理会計ガイドラインに沿って健康投資を整理し、投資対効果も含めた結果をまとめて公表することで、自社内のＰＤＣＡサイクルの平準化と外部への情報発信の両方ができるということになります。いわば保健事業のポートフォリオのようなイメージでしょう。

ガイドラインの具体的な内容については、今後変わりうる可能性もありますが、委員会の資料によると、健康投資の分類として、外部の委託先を活用して実施する「外注費」、社内診療所や健康管理を行なうためのソフトウェアといった財務会計上の資産として捉えられる「減価償却費」、健康投資を管理・実行に移す上で生じる「人件費」、印刷費などの「その他経費」が挙げられており、投資施策の具体例が挙げられています。また、それらの効果を評価するためのプロセスや管理会計を作成していく上でのフォーマットも示されています。

また、将来的に健康経営度調査や、健康経営優良法人認定制度の制度設計にも、同委員会での検討結果を反映させていく方向で検討しているようなので、今後はこの健康投資管理会計ガイドラインや、フォーマットに沿った形での健康投資の分析・情報発信が基本となってくると考えられます。

健康投資を考える際にも、それぞれの投資が健康投資管理会計上でどのような位置づけになるのか、自社の健康投資管理会計の中で不足している部分は何か、ということを意識しながら選択していくことが望ましいでしょう。

「企業の『健康経営』ガイドブック」の活用

では、外部へのアピールは、どのようにしていくのがよいでしょうか。

まず、考えられるのは、第3章で紹介したような、健康経営への取組について評価される「健康経営優良企業」などの広く知られた認定を、取得することでしょう。すでに多くの健康経営に取り組む企業が取得している以上、こうした認定の取得は最低条件といえるかもしれません。

しかし、外部へのアピールを効果的に行なうためには、他社とは違う自社独自の取組について、特に強調して伝える必要があります。また、その際には、単に「〜〜が健康に良いと考えたのでやっています！」と言うだけだと、「本当にその取組が効果あるのか？」「その取組で何か効果は出たのか？」と、投資側に聞かれた時に困ってしまいます。

これらの問題に対するヒントとなるのが、経済産業省のヘルスケア産業課が公表している「企業の『健康経営』ガイドブック」です。このガイドブックは、健康経営の概要から、健康投資などの取り組むべき内容、その評価方法まで、健康経営を進める上で必要となる情報が幅広くまとめてあり、「第４章　健康経営・健康投資に関する情報発信について」の部分で、情報発信についてのヒントが、実際の企業の事例などと共にまとめられています。

たとえば、健康経営のアピールについては、中長期的な企業価値の向上が目的であることを踏まえ、非財務情報の発信媒体の中でもＣＳＲ報告書や統合報告書、アニュアル・レポートなどが方法として考えられるとしています。

そして、取り組みや成果の発信例なども、企業の業種別にさまざまなパターンが掲載されており、国内外企業の情報発信の好事例についても一覧でまとめてあり、投資家の活用状況などの情報も掲載されており、参考になります。

同ガイドブックは、章によってはかなり専門的でとっつきづらさを感じるかもしれませんが、情報発信についての章は実用性が高いため、お勧めです。

従業員を本当に健康にする福利厚生とは

健康投資の必要性、外部へのアピールのメリットが理解できたところで、各企業において、どのような健康投資が有効かということについて、福利厚生を例に取って見ていきます。

健康投資を考える上では、従業員向けの福利厚生の充実は、最も重要なアプローチの一つです。福利厚生は、社内制度としてある程度長い期間設けることが一般的であるため、長期的な目線で従業員の健康改善のために資《し》することができ、また、情報をオープンにすることで求職者に対する宣伝とすることもできるツールとなるため、しっかりと考慮した上で選択するべきであるといえます。では、どんな点で着目して選ぶのがよいでしょうか。

第一に、予防に繋がるかどうか、という点です。たとえば、不調になった従業員へのフォローを重視するのであれば、企業内診療所を設ける、カウンセラーや心理士に定期的に来てもらい相談窓口を設ける、ということも考えられます。あるいは、不調者が重症化する前に早期発見するために、独自のストレス・チェック制度や、ストレス測定のためのアプリなどを導入する、ということもあるかもしれません。

これらは、健康投資管理会計に計上可能なものと思われますので、間違った選択ではありません。しかし、これらの福利厚生に共通しているのは、「不調になる従業員が出現する前提のもの」であることです。

もちろん、どんなに福利厚生が充実していても、体調不良者が出るのは避けられませんし、そうした従業員のためのセーフティネットがまったく整備されていないというのは問題です。とはいえ、「うちは体調崩したら、社内の診療所で診《み》てもらえるから安心だよ」と宣伝したとしても、「この企業は体調崩す人が多い会社なのかな」と受け止められてしまい、働き方重視のイマドキの就活生からは敬遠されてしまうかもしれません。体調不良者のための福利厚生も、企業の規模に応じて整備しておくことはもちろん重要ですが、外部へのアピールを考えるのであれば、不調を予防するような前向きな取組が良いかもしれません。

第二に、長期に継続できるものかどうか、という点です。健康を意図するためには、長期的に取り組み続けられるものである必要があります。「ローマは一日にしてならず」、ということわざではありませんが、健康も、1日2日の取組でよくなるものではなく、長期の積み重ねや継続が必要です。

たとえば、福利厚生のために、ジムを設置する、あるいは外部のジムと法人契約をする、といったようなことをよく見かけます。しかし、従業員全員がジムに通い続けている企業は見たことがありません。特定の熱心な人だけが通い続け、ほとんどの人はすこし行ってみてやめてしまったか、行ったことがないか、のどちらかです。これではかけた費用と比べて、長期的な健康への効果というものは限定的となってしまう可能性が高いといえるでしょう。

運動を促すのであれば、ジムという運動できる環境を用意するだけではなく、部署対抗のスポーツ大会を設ける、健康診断などの際にＢＭＩの改善や筋肉量などについても計測しインセンティブを与えるなど、取り組むきっかけ作りや、継続的に取り組ませる仕組みもセットで設けることで、長期的な視点での健康への効果が期待できる施策となります。

そして第三に、その効果が科学的に信頼できるものであるかどうか、ということです。もちろん、運動のように、明らかに健康によいと誰もがわかっているものに関係している取組であれば、あえて検証する必要はないでしょう。

しかし、「社内に水素水発生器を設置し誰もが飲めるようにしました」、という場合だと、どうでしょうか。水素水を飲むことによる健康効果の有効性については、信頼できる十分なデータがないことから、医療関係者や国立研究開発法人医薬基盤・健康・栄養研究所などの研究機関から、その健康効果が疑問視されているところであり、本当に健康に良いかどうか科学的な判断ができない取組であるといえます。

もちろん、やりたい人たちがそれをやって満足する分には自由なのですが、健康投資の実績として社外にアピールするとなると、「科学的に正しくない健康法に投資している」と判断され、科学リテラシーが低い企業として評価されてしまうリスクを有しています。健康投資管理会計などの形で、効果を評価し、取組を公表することがスタンダードとなりつつある中で、効果の不透明なものへの投資は避けるべきであるといえます。

しかし、本当にここまでの条件を備えた福利厚生があるのか、と思われるかもしれません。これらの条件を満たす具体例を、1つ紹介します。都内のＩＴ企業が取り組んだ例で、農業ベンチャー企業であるアグリメディア社のサービスを利用して遊休地に従業員専用のレジャー梅園を開設し、梅酒作りや自然・農業体験イベントなどに従業員が定期的に参加することで、身体的・精神的な健康増進を図った取組があります。ＩＴエンジニアは、オフィス内のデスクワークがメインとなるため、運動量や日照暴露量も少なくなりがちなことを踏まえると、外での活動を促す、この取組は理《り》にかなっており、体調を崩す前からの予防的な取組として第一の条件を満たします。

また、単なるジムではなく、農園であることから、定期的な世話や収穫、収穫物を用いたイベントなど、時間通りに通うきっかけ作りやインセンティブもあり、家族とも一緒に楽しめるものであることなど、継続可能性を高める工夫が入っているため、第二の条件も満たします。また、アグリメディア社は、農作業に伴う身体的・健康的な健康増進効果のエビデンスについて、早稲田大学や順天堂大学などの研究があることを紹介している他、同社自ら市民農園の健康効果について東京大学と共同研究を行なうなどしており、第三の条件についても該当すると考えられます。

以上、福利厚生を選ぶ際の一般的な注意点について紹介してきました。繰り返しになりますが、企業にとってどのような福利厚生が望ましいかは、従業員の勤務形態や健康状態など、各社の事情にとって大きく異《こと》なるため、まずは社内の状況把握からスタートすることが重要です。

ウェアラブルの有用性

近年、健康経営のツールとして、ウェアラブルが話題に上《のぼ》ることも多く、「うちも導入すべきでしょうか」というような話も最近よく聞かれます。

当然ながら、従業員の健康状況やストレスを多角的に把握しようとすること自体は悪いことではありませんが、実際に導入するサービスを検討する際には、多額の費用がかかることも踏まえて、慎重に選択する必要があります。特に、ウェアラブルの場合、従業員の数に合わせて数多くの端末を用意する必要があることから、特に費用がかさむため、本当に導入する費用対効果があるかどうかの見極《みきわ》めが重要になります。

たとえば、血圧・心拍数・体温などのバイタルデータの把握などができる、というウェアラブルの場合、一見先進的な取組に見えるところですが、その集めたバイタルデータをどのように活用するかまで計画を立てた上で導入しないと、集めたバイタルデータを誰がどう評価するのか宙に浮いてしまう可能性があります。

また、集めたバイタルデータを元に、従業員のストレスを把握する、というサービスについては、本当にエビデンスがあるものかどうか、というところも検討する必要があります。

というのも、血圧や心拍などの生体データは、日常生活の中で常に変動しているものなので、ウェアラブルを通して多少の変化を検知したとしても、それが本当にストレスによるものなのか、それとも体の自然な変化によるものなのかを見極めるのは、一般の医師でもそう簡単に判断できるものではありません。そのため、その分析データが何らかの研究に基《もと》づくものなのか、というところまで踏まえてサービス選びをしないと、科学的な裏付けのないサービスに多額の費用を投資してしまうことになりかねないため、注意する必要があるでしょう。

実際のところ、ストレスを正確に推定するには、生体データ以外のさまざまなデータが必要です。一例を挙げれば、慶應義塾大学医学部精神・神経科学教室、東京大学人工物工学研究センター、ドコモの3者が２０１８年に結果を公表した共同研究では、スマートフォンの使用に際し、加速度センサー、ジャイロセンサー、気圧センサーなどから取得できる各種データを約１３０種類の行動特徴として数値化して推定したストレスと、心拍データから推定されるストレスとを比較したところ、その精度は約70%でした。

また、慶應義塾大学の同教室で現在進められている健康経営に関する研究では、脈波データ、音声データ、皮膚電位データ、質問表データなど複数のデータを用いてストレスやウェルビーイングについての評価を行なっています。このように、ストレスを測ろうとする研究では、ウェアラブル以外の複数のデータを合わせて用いているのが現状であり、ウェアラブルだけで正確なストレスが測定可能な技術というのは、目下開発中の段階といえるでしょう。ウェアラブルを用いた健康投資を考える上では、こうした現状を踏まえ、効果の不透明なサービスに多額の費用を注《つ》ぎ込まないようにする必要があるといえます。

しかし、裏を返すと、こうした分野はまだまだ研究の余地があり、現場からのニーズも高いところなので、ヘルスケア関係のサービス開発を行なう企業は、大学などと組んで研究を行なうことで、他社にはないサービスを開発できる可能性もあります。

また、普通の企業にとっても、こうした大学が行なっているような研究に対して、自社をフィールドとして提供することで、新たな科学的知見を他社よりいち早く入手できたり、費用を抑《おさ》えつつ自社の中の課題分析などができる可能性もあります。他社より一歩先の健康経営を考える企業においては、最新の研究状況にも目を配ってみるといいかもしれません。

外部へのコンサルは必要か

健康投資に限らず、健康経営を進めていく上でも直面する課題として、「外部へのコンサルをするかどうか」ということがあります。

ここまで見てきたように、健康投資や健康経営の利点、実際に取り組むべきポイントについてはご理解いただけている方は多いかと思いますが、では実際に自分の社内では何が課題でどこから取り組めばいいのか、どの健康投資をすればいいのか、という点になると途方に暮れてしまうケースも散見されています。そこで悩んで時間を浪費するくらいなら、外部の専門家に丸投げしてしまいたい、という気持ちが生まれるのは理解できるところです。

先に紹介した、健康投資管理会計に関する経済産業省の資料では、健康投資の分類として「外注費」も挙げられているため、今後はこうした健康投資や健康経営に関して外部にコンサルした費用も、健康投資の費用として、健康投資管理会計へ計上することも認められることになります。これを踏まえれば、外部へのコンサルも、健康投資の第一歩として、選択してもよいと考えられます。

また、コンサルのうまい使い方として、「反対派を黙らせる材料にする」というのがあります。たとえば、経営陣や人事労務部門が、健康経営や健康投資を進めるつもりでいたとしても、社内に反対派がいたり、経理が強かったりすると、やりたいことがうまく進められない場合があります。その際に、「コンサルに投げた結果、経営戦略として健康経営・健康投資が有効であり、わが社は○○に取り組めば有効であることがわかったので進めていきましょう」という形で、社内で健康経営・健康投資を進めるための武器にする、という使い方で社内の調整過程がスムーズにいく場合があります。経営陣が意図していたことを、あえて第三者の立場の意見として出させたい状況があれば、コンサルを入れることの有効性があるかもしれません。

しかし、コンサルは、あくまで課題の分析や選択肢の提示、社内調整のためのものであり、直接従業員を健康にするものではありません。そのため、コンサルに多額の費用をかけるあまり、従業員の健康に関する投資が疎《おろそ》かになってしまわないようにする必要があります。

また、労働安全衛生法で求められる法律の最低基準として整備すべきことや、本書で述べたような社内の工夫で改善できる部分も手をつけずにコンサルに投げたとしても、「まず法的にやらなければいけないこと、簡単にできるところから始めましょう」

といった、当たり前のアドバイスしか返ってこない場合もあります。

最終的にコンサルに依頼するとしても、まずは担当者を決め、先に述べたガイドブックなどを参照しながら自社の中でできることについて可能な限り整理し、最低限できることについて取り組んだ上で、依頼するべきでしょう。

なお、コンサルに依頼する前にできることを検討する方法としては、2つあります。

1つは、行政機関に相談することです。所属する都道府県の産業保健総合支援センターや、近隣の労働局や労働基準監督署など、健康経営や産業保健についての無料で相談できる窓口を設《もう》けているところもあるため、まずこちらを活用しましょう。また、産業医がいない規模の企業の場合には、各地域にある地域産業保健センターが活用できます。

次に考えられる選択肢としては、自社で採用・契約している産業医に相談することから始めるべきでしょう。特に、産業医の中でも、労働安全衛生法に基づく国家資格である労働衛生コンサルタントを持っている産業医は、同資格の取得の際に筆記試験や口述試験という形で労働安全衛生法や産業保健実務について勉強しているため、知見が豊富であり、また現場での実務経験を多く持っている者も多いので、このような社内の体制整備の相談先として適役です。産業医の選任は法律上の義務であることを考えれば、同じ産業医の中でも、健康経営・健康投資についても相談もできる経験豊富な産業医を選任しておけば、外部コンサルへかける費用を節約できるかもしれません。

ちなみに余談ではありますが、労働衛生コンサルタントは、労働安全衛生法上、衛生管理者としても選任可能であり、その場合、専属でなくてもかまわないとされています（労働安全衛生法施行規則第7条第2項）。つまり、通常だと、企業の規模に応じて複数人、衛生管理者免許を持つ人を専属（正社員）の「従業員の中から」用意する必要があるわけですが、たとえば労働衛生コンサルタントを持つ産業医を外から非常勤で雇《やと》った場合、それを衛生管理者1人分としてカウントできるため、社内で用意すべき衛生管理者の人数を1人節約できます。

この専属でなくてもかまわないという特例は、衛生管理者の代わりになれる医師・歯科医師や、衛生管理者免許を無試験で取得できる保健師・薬剤師などの他の国家資格にはない、労働衛生コンサルタントのみの特例となっています。労働衛生コンサルタントを非常勤で雇うことで、衛生管理者一人分のコスト削減にも繋がるという観点も踏まえて検討するといいかもしれません。

時代に乗り遅れないようにするために

ここまで見てきたように、従業員の満足度を上昇させるだけでなく、経営にプラスの効果をもたらす健康経営の有用性は言うまでもありませんが、本章で述べたような、そのための健康投資もやり方次第では投資額以上の即時的なリターンをもたらす、という点については、もっと注目されるべき点だと思われます。

企業が行なう投資や経費については、どうしても長期の視点だけでなく、短期でリターンが求められることもあります。そうした判断軸の下では、従業員の健康や疾病予防のための活動は先送りにされてしまいがちです。しかし、本章で見てきたような即時的なリターンがある、ということがわかれば、これを武器に社内の意思決定を進めていくことも可能です。この本の読者の皆さんにはぜひ、そうした点も含めて理解し、使えるものを活用していただきたいと思います。

こうしたインセンティブはいつまでも続かないのではないか、と心配される人もいるかもしれません。たしかにこうした「流行《はや》り物」や「お上《かみ》のお膳立て」とも取れるようなもので、軌道に乗らずに消えていったようなものも少なくないでしょう。

しかし、健康経営については、当面その心配は無用です。第3章でも紹介したように、経済産業省、および日本政府は、医療費などの観点から疾病予防の分野に力を入れており、健康経営もそうした文脈に組み込まれていることから、その重要性は大きく変わることはありません。

また、経済産業省は、健康経営を日本発の投資形態として世界に打ち出していくという意図を各所で明らかにしており、G20などの国際会議の場を用いて積極的に世界にも発信しています。そうした流れの中で、国内でも健康投資管理会計という新しい制度も作られ、着々と取組が進められています。こうしたトレンドがある限り、健康経営に関するヘルスケア産業への支援、健康経営に取り組む企業へインセンティブをつける動きが、行政より奨励されることは間違いないでしょう。

企業のメンタルヘルス改善や従業員の満足度向上は、すべての企業が取り組むべき重要課題です。特に、昨今、働き方改革などが浸透し、昔とは異なる働き方を志向する若い世代も増えている中で、重い腰を上げられずにいると、企業にとって手遅れになりかねません。

しかし、健康経営のような取組は、企業に文化として根づき、真のリターンが返ってくるまではどうしても時間がかかります。導入へのお膳立てが整っている早い時期から取り組むことはもちろんですが、必要に応じて社内外の専門家なども活用しつつ、正しい方法で取り組んでいくのが企業にとって望ましいでしょう。

ちょっと一休み⑤　メンタルサインを積極的に摑《つか》む

メンタル問題への対応は、問題自体が起こらないように未然に防ぐ一次予防、早期発見・対応の二次予防、治療や休職・再発予防の三次予防と、大きく3つに分けられます。健康経営が叫ばれて久《ひさ》しいですが、目指すべきはもちろん一次予防です。しかし、現実的には三次予防の対応をしっかりと行ない、二次予防に目を光らすだけで、現場は手一杯なことでしょう。一次予防を諦《あきら》めましょう、と言うつもりは、もちろんありません。しかし、三次予防や二次予防を行なうにあたり、工夫の余地がまだまだあることも、事実です。一次予防を目指すためにも、三次予防と二次予防に焦点《しょうてん》を当て、できることの工夫やヒントを探ってみたいと思います。

そのための基本は、一にも二にも、面談です。しかし、メンタル問題が具体化するのを待って行なうのでは、従来の考え方と何も変わりません。

ここで大切なのは、こちらから、「兆《きざ》しを捉《とら》えに行く」という、積極型の面談スタイルを取ることです。何も問題化していない従業員に対して、面談を実施しましょうなどと言うと、「そんな時間、捻出できっこない」、「無茶なことを言うな」と、きっと思われることでしょう。

従業員規模が、100~300人程度の企業で産業医を行なっている実感から申し上げますと、それは十分に可能です。ただ、それを実践するためには、いくつかの条件が必要になってきます。大切なのは、この3つです。

1　産業医と人事・労務が協力関係にあること
2　従業員の状況を把握する仕組みを作ること
3　面談の敷居《しきい》を下げること

考え方のポイントとなるのは、「産業医や人事・労務担当者が、それぞれ全従業員に1人で立ち向かう必要はまったくない」ということ。

たとえば、学生時代に試験期間を乗り切るために、友人のノートをコピーしたり、過去問を解いたりした経験は、どなたにでもあるのではないでしょうか。それは知恵であり、工夫でもあります。

産業医業務に置き換えると、一次予防から三次予防のために、社内のリソースをどのように使うか。いかに効率的に、現場の課題に立ち向かうか。これらを考えることは、何も恥ずべきことではないのです。積極型の面談スタイルを実現するための３つの条件について、具体的に要素分解していきましょう。

1　産業医と人事・労務が協力関係にあること

みなさんの勤める企業では、産業医と人事・労務スタッフは、有機的に機能していますか？

もっと平たく言えば、これらの産業衛生スタッフは、友好な関係を築けているでしょうか？

企業によって、産業医や人事・労務スタッフのスタンスはまちまちですので、まずは、このスタッフ間の土台作りが端緒《たんしょ》となります。産業医の目線で言えば、「この企業は人事が主導しているな」、「労務が一手に担《にな》っているな」といった見立てがない限り、責任範囲の曖昧《あいまい》な面談リストを担当者から渡され、面談をひたすらこなすだけの構造に陥ってしまいます。そしてこれが、三次予防ですら対応することに限界がある、現場の実情なのです。

このような事態を防ぐためにも、面談の組み立てには、産業衛生スタッフの息の合った連携が必要です。たとえば、一概にメンタル問題といっても、病状の深さだけではなく、従業員のタスクが企業にとってどれだけ緊急性が高いか、といった観点も欠かせません。

私が産業医を務める、ある企業では、労務のキーパーソンに産業医面談の詳細なフィードバックを行ない、面談対象者の優先順位をつけやすくしました。次回以降の面談予定者を決定するに当たり、判断材料の1つとして活用いただいているのです。

2　従業員の状況を把握する仕組みを作ること

まず着手しやすいのは、長時間労働に陥っている従業員に対して、何カ月連続で何十時間の時間外労働がある場合、産業医面談を行なうなどの基準を作ること。必ずしも面談をするのではなく、状況に応じて、事前に産業医面談の希望を聞いておくのもよいと思います。意外と見落とされがちなのは、健康診断の自覚症状の項目欄。身体愁訴《しゅうそ》のみならず、メンタル不調のサインである場合が少なくないため、しっかりと目を通す価値があります。

私が産業医を務める、ある企業では、マネジメントレベルのメンバーを集め、講習会やブレストを不定期に行なっています。ここで大切なのは、会のテーマではなく、メンバーへの配慮や対応のポイントに意識を持ってもらうことです。別の企業では、私の社内アカウントや名刺を作ってもらい、面談や社内巡視などの必要時に応じて、従業員の方々に配布しています。「何かあれば、産業医に相談してもいいんだ」といった安心感が奏功してか、配布数に比して直接の連絡は少なく、かつ、従業員の定着度も安定している印象を受けます。もちろん、連絡が来れば、しっかりと対応するのみです。

3　面談の敷居を下げること

「産業医面談＝メンタル」という先入観は、依然として根強いように思います。産業医は、けっして最後の砦《とりで》ではありません。いざという時にも、そうでない時にも、その存在を従業員に知っておいてもらうことが大切です。

私が産業医を務める、ある企業では、全社会や部会、朝会などで、産業医が自己紹介をする機会を持たせてもらっています。顔が見えると距離がグッと縮《ちぢ》まるため、1人で悩みを抱えるリスクの軽減に繋がると考えています。

別の企業では、「産業医面談」と形式張らずに、「1 on 1」、「よもやま時間」などと称して、ランダムに面談を実施しているところがあります。一度心を許してもらえれば、従業員自らが面談を申し出てくるサイクルが出来上がり、立派な二次予防になります。さらに別の企業では、社内連絡ツール（Facebook や Slack など、何でもかまいません）に、産業医も不定期に参加しています。時には産業医としてではなく、プライベートな側面も見せることで、グンと敷居が下がります。あなたが従業員だったら、話しやすいドクターと、素性のまったくわからないドクター、どちらにかかりたいですか。

おわりに——企業の中から、日本を元気にしませんか？

精神科医として真摯《しんし》に努めればそれだけ、メンタル不調の症状にばかり目を奪われ、その背景に存在するビジネスパーソンのリアルな生活感が、置き去りにされかねません。

同様にまた、産業医として愚直に取り組めばそれだけ、メンタル不調者の処遇にばかり主眼が置かれ、その背景に存在するビジネスパーソンの苦しみの深さに、思いを十分に寄せることができません。

もちろん、精神科医として、または産業医として、ため息の出るほどにスキルの高い、超人的なドクターもいることは、紛《まぎ》れもない事実です。しかしどんな世界においても、そういった人々は、全体から見れば、ほんの一握りです。われわれを含む多くの人々は、日々悩み、苦心しながら業務に取り組んでいるのではないでしょうか。

本書は、精神科医でもあり、産業医でもあるドクターたちによって、どちらの臨床場面も経験したが故《ゆえ》に抽出される感性を土台としつつ、できる限り経営や人事・労務に関《かか》わる方々にも読み応《ごた》えがあるものを目指し、日本を支えるビジネスパーソンへの尊敬とエールを込めて綴《つづ》りました。

企業経営、企業内のメンタル問題、メンタル不調のしんどさ。そのどれもが、良質な成書を束《たば》にしても論じ切れないのですから、そのいずれをも、この一冊に込めようというわれわれの試みは、暴挙と申し上げても過言ではないでしょう。

ただ、精神科医としてはそこそこ、産業医としてはまあまあなわれわれでも、疾患だけにフォーカスしすぎず、労働問題だけに肩入れするでもない、絶妙な両極からの引力を感じながら日々の仕事に取り組んでおりますと、働くことの尊《とうと》さのようなものが、身をもって理解されてきます。

働くこととメンタル不調の関係性に心を砕《くだ》いているわれわれが、稚拙《ちせつ》であっても陳《ちん》腐《ぷ》であっても、現代ほど、企業経営とメンタル問題が切っても切れない時代に、何も情報発信をしなくてもよいのだろうか？　という義憤に駆《か》られたのが、本書に込めた偽《いつわ》らざる思いです。

日本の幸福度が、諸外国に比して極端に低いと言われる昨今、健康的に、かつ、楽しく働くなどということは、現実的ではないと諦めているビジネスパーソンは多いかもしれません。まして、経営者に至っては、健康経営や健康投資など、優先順位の低い検討課題かもしれません。メンタル不調は致命傷、メンタル問題は厄介者と片づけたくなるその気持ちは、理解できないでもありません。

しかし、企業は社会の縮図です。企業が理想や希望を掲げることなく、現代の日本に蔓延《まんえん》する停滞感に目を瞑《つぶ》っていては、社会はより閉塞し、次代への灯火は絶やされます。私は、宗教家でも超能力者でもありませんが、従来の精神科医療と産業医業務が、それぞれに専門の細分化を進めていては、各領域の評論家は生まれるとしても、企業やビジネスパーソンは、きっと幸福にはならないと思います。

ＶＵＣＡ（Volatility：変動性・不安定さ、Uncertainty：不確実性・不確定さ、Complexity：複雑性、Ambiguity：曖昧性・不明確さ）に象徴される現代において、テレワークの導入、しのぎを削《けず》る技術革新、ＡＩの台頭、人材のグローバル化など多くの変数も加わり、企業の在《あ》り方も否応《いやおう》なしに変化が求められています。

そんな中でも、人の果たす役割の大きさは、けっして変わらないものだと確信しています。環境要因が人に及ぼす影響があったとしても、人が環境に支配されることはないでしょうし、誰もそんな時代は望んでいないはずです。

人が主役の社会において、換言すれば、人を人たらしめる感情、息遣い、喜び、共感などが厳然として横たわる限り、人と人の繋がりや相互理解、協力は、よりいっそう強固で、確かなものでなければなりません。

企業の規模や形は変わっても、そこに集《つど》うビジネスパーソンは存在し続け、働くことの尊さや意味は、その輝きを失うことはないでしょう。健康経営や健康投資、働き方改革などは、正解やゴールがあるわけでもありません。ではいま、何をなすべきなのか？　そのためのヒントが、本書にはちりばめられているはずです。

「働くことは、生きること」。私が信じて疑わない、確固たる思いです。産業医の活用やメンタル問題への直面は、コストでなく、次代を生きるわれわれに必要な戦略です。明るい話題に乏《とぼ》しい昨今、日本を明るく、元気にするには、日本を支える企業が元気であることが何よりも大切です。

企業が元気になるには、ビジネスパーソンの気力の充実やメンタルの重要性が、何よりも尊ばれる世の中であってほしいと願ってやみません。本書からわずかでも気づきが得られれば、望外の喜びです。

参考文献

第一章

・岩波明『発達障害』文藝春秋、２０１７年

・香山リカ『「私はうつ」と言いたがる人たち』ＰＨＰ研究所、２００８年

・北中淳子『うつの医療人類学』日本評論社、２０１４年

第三章

・Boles Myde, Pelletier Barbara, and Lynch Wendy. The relationship between health risks and work productivity. Journal of Occupational and Environmental Medicine 2004; 46(7): 737-745

・Rachel M. Henke, Ron Z. Goetzel, Janice McHugh, and Fik Isaac. Recent Experience In Health Promotion At Johnson & Johnson: Lower Health Spending, Strong Return On Investment. HEALTH AFFAIRS. 2011; 30(3) :490-499

・経済産業省ヘルスケア産業課『健康経営の推進について』経済産業省
https://www.meti.go.jp/policy/mono_info_service/healthcare/downloadfiles/180710kenkoukeiei-

gaiyou.pdf
・経済産業省商務・サービスグループヘルスケア産業課『第1回健康投資の見える化検討委員会事務局説明資料①（健康投資管理会計ガイドラインの概要や目的 当該委員会での論点について）』経済産業省
https://www.meti.go.jp/shingikai/mono_info_service/jisedai_health/kenko_toshi/mieruka/pdf/001_03_00.pdf
・Kuroda Shoko, and Yamamoto, Isao. Does Mental Health Matter for Firm Performance?: Evidence from longitudinal Japanese firm data. RIETI Discussion Paper 2016
https://www.rieti.go.jp/jp/publications/dp/16e016.pdf
・森永雄太『健康経営施策は従業員のモチベーションを高める～ＨＨＨの会による「健康経営」実証的取り組みの成果～』ティーペック
http://www.t-pec.co.jp/service/files/2017_07_15_42.pdf
・守山宏道『健康会計・健康経営の実現・普及に向けて』RIETI
https://www.rieti.go.jp/jp/columns/a01_0236.html
・村松容子『〝健康経営〟と企業の業績～ニッセイ景況アンケートによる健康増進に向けた取組みと業績の相関』ニッセイ基礎研究所

https://www.nli-research.co.jp/report/detail/id=54186?site=nli
・Robert H. Rosen『The Healthy Company』Tarcher、１９９２年
・東京大学政策ビジョン研究センター健康経営研究ユニット『平成27年度健康寿命延伸産業創出推進事業健康経営評価指標の策定・活用事業成果報告書』東京大学
http://pari.u-tokyo.ac.jp/unit/H27hpm.pdf

第五章

・株式会社アグリメディア『農業体験を通じて企業の〝健康経営〟をサポート！エンジニア１２０人のＩＴ企業の福利厚生に、社員専用のレジャー梅園を開設』株式会社アグリメディア
https://agrimedia.jp/news/217
・株式会社アグリメディア『東京大学と共同研究を開始！シェア畑の利用がもたらす健康効果について、学術的に解明へ』株式会社アグリメディア
https://agrimedia.jp/news/234
・経済産業省、東京商工会議所『健康経営ハンドブック２０１８』経済産業省
https://www.meti.go.jp/policy/mono_info_service/healthcare/downloadfiles/kenkoukeiei_handbook2018.pdf

・経済産業省商務情報政策局ヘルスケア産業課『企業の「健康経営」ガイドブック～連携・協働による健康づくりのススメ～（改訂第1版）』経済産業省
https://www.meti.go.jp/policy/mono_info_service/healthcare/kenkokeiei-guidebook2804.pdf

・「健康投資の見える化」検討委員会『健康投資管理会計　ガイドライン素案』経済産業省、https://www.meti.go.jp/shingikai/mono_info_service/jisedai_health/kenko_toshi/mieruka/pdf/005_02_00.pdf

・岸本泰士郎『現場の負担を抑えたセンシングでストレスや幸福度を定量し健康経営オフィスを実現するシステムの開発』国立研究開発法人日本医療研究開発機構
https://www.amed.go.jp/content/000058834.pdf

・ＮＴＴドコモ『（お知らせ）スマートフォンを使ってストレスを推定する技術を開発
-慶應義塾大学、東京大学と共同開発-』ＮＴＴドコモ
https://www.nttdocomo.co.jp/info/news_release/2018/03/19_02.html

切りとり線

★読者のみなさまにお願い

この本をお読みになって、どんな感想をお持ちでしょうか。祥伝社のホームページから書評をお送りいただけたら、ありがたく存じます。今後の企画の参考にさせていただきます。また、次ページの原稿用紙を切り取り、左記まで郵送していただいても結構です。

お寄せいただいた書評は、ご了解のうえ新聞・雑誌などを通じて紹介させていただくこともあります。採用の場合は、特製図書カードを差しあげます。

なお、ご記入いただいたお名前、ご住所、ご連絡先等は、書評紹介の事前了解、謝礼のお届け以外の目的で利用することはありません。また、それらの情報を6カ月を越えて保管することもありません。

〒101－8701（お手紙は郵便番号だけで届きます）
祥伝社　新書編集部
電話03（3265）2310
祥伝社ブックレビュー　www.shodensha.co.jp/bookreview

★本書の購買動機（媒体名、あるいは○をつけてください）

＿＿＿＿新聞の広告を見て	＿＿＿＿誌の広告を見て	＿＿＿＿の書評を見て	＿＿＿＿のWebを見て	書店で見かけて	知人のすすめで

★100字書評……企業は、メンタルヘルスとどう向き合うか

名前

住所

年齢

職業

尾林誉史　おばやし・たかふみ

1975年、東京都生まれ。東京大学理学部卒業後、(株)リクルート入社。弘前大学医学部学士編入、東京都立松沢病院を経て、東京大学医学部附属病院精神神経科に所属。VISION PARTNER メンタルクリニック四谷院長。

木下翔太郎　きのした・しょうたろう

1989年、神奈川県生まれ。千葉大学医学部卒業後、内閣府に入府し大臣官房人事課などで勤務。現在、慶應義塾大学医学部助教（精神・神経科学教室）。労働衛生コンサルタント。

堤　多可弘　つつみ・たかひろ

1986年、東京都生まれ。弘前大学医学部卒業後、東京女子医科大学神経精神科で助教、非常勤講師を歴任。現在は複数企業の産業医と臨床業務を兼務。労働衛生コンサルタント。医学博士。

企業《きぎょう》は、メンタルヘルスとどう向《む》き合《あ》うか
——経営戦略《けいえいせんりゃく》としての産業《さんぎょう》医《い》

尾林誉史《おばやしたかふみ》　木下翔太郎《きのしたしょうたろう》　堤《つつみ》　多可弘《たかひろ》

2020年6月10日　初版第1刷発行

発行者……………………辻 浩明
発行所……………………祥伝社しょうでんしゃ
〒101-8701　東京都千代田区神田神保町3-3
電話　03(3265)2081(販売部)
電話　03(3265)2310(編集部)
電話　03(3265)3622(業務部)
ホームページ　www.shodensha.co.jp

装丁者……………………盛川和洋
印刷所……………………萩原印刷
製本所……………………ナショナル製本

Printed in Japan　ISBN978-4-396-11604-0　C0247

〈祥伝社新書〉
教育・受験

〈祥伝社新書〉
「能力」を磨く

409
ビジネススクールでは教えてくれないドラッカー
アメリカ式経営では「正しく」失敗する。今の日本に必要なのはドラッカーだ！

慶應義塾大学教授 菊澤研《けん》宗《しゅう》

306
リーダーシップ3.0 カリスマから支援者へ
中央集権型の1.0、変革型の2.0を経て、現在求められているのは支援型の3.0である

慶應義塾大学SFC研究所 小杉俊哉

557
自分マーケティング 一点突破で「その他大勢」から抜け出す
1％の天才を除く99％の凡人が生き残るための戦略を、豊富な事例と共に披露

コピーライター 川上徹也

530
性格スキル 人生を決める5つの能力
大人になってからも伸ばすことができる〝ビッグ・ファイブ（5つの能力）〟とは？

慶應義塾大学大学院教授 鶴 光太郎

400
最強のコミュニケーション ツッコミ術
「会話の上手下手の分かれ目は、ここにあった！」齋藤孝氏推薦！

放送作家・漫才作家 村瀬 健

〈祥伝社新書〉

医学・健康の最新情報

314

「酵素」の謎

なぜ病気を防ぎ、寿命を延ばすのか

人間の寿命は、体内酵素の量で決まる。酵素栄養学の第一人者がやさしく説く

医師 鶴見隆《たか》史《ふみ》

348

臓器の時間

進み方が寿命を決める

臓器は考える、記憶する、つながる……最先端医学はここまで進んでいる！

慶應義塾大学医学部教授 伊藤 裕

572

「超・長寿」の秘密

110歳まで生きるには何が必要か

長寿のカギは遺伝子にある。「遺伝子が使われる」生活とは？

伊藤 裕

438

腸を鍛える

腸内細菌と腸内フローラ

腸内細菌と腸内フローラが人体に及ぼすしくみを解説、その実践法を紹介する

東京大学名誉教授 光岡知《とも》足《たり》

319

本当は怖い「糖質制限」

糖尿病治療の権威が警告！　それでも、あなたは実行しますか？

医師 岡本 卓《たかし》